成功人士都在做！

# 鍛鍊大腦的超呼吸法

用呼吸控制自律神經

改善\腦疲勞/＋\腦缺氧/，工作表現全面提升！

關根朝之——著　白濱龍太郎（呼吸胸腔科醫師）——監修　涂紋凰——譯

# 靠「超呼吸法」如願發揮最佳表現！

**提升專注力，在大腦全力運轉的狀態下面對挑戰。**
**商界菁英和職業運動員都在做！**
**為了支撐高強度的活動，**
**必須將大量的氧氣送到大腦和身體，**
**這就是「超呼吸法」的功效。**
**以下介紹親身體驗過超呼吸法功效的真實心得。**

經營者無論面臨什麼樣的困難，都要保持冷靜與穩定。因此，除了累積許多經驗、獲得知識之外，**學習讓自己的精神狀態保持穩定也同樣重要**。超呼吸法就是這樣的技術。受每天發生的每一件事所影響，就會失去從大局俯瞰的視角。為了避免這種情況，我希望能學會隨時調整呼吸、重振精神的技術。

坂本大典
Uzabase 股份有限公司
集團執行董事
NewsPicks 事業 CRO
兼創新事業負責人

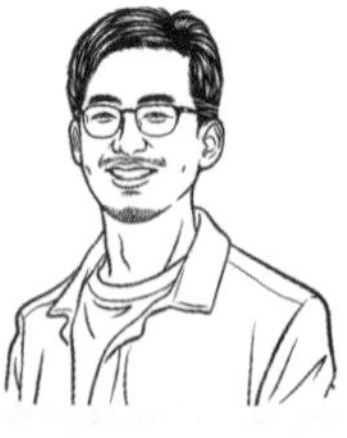

我已經養成每天練習超呼吸法的習慣。被工作追著跑的時候，就會覺得「一回過神來發現自己只能思考眼前的事情」，透過刻意調整呼吸、與自己相處，就能讓大腦休息，這種情況也獲得改善。**我充分感受到超呼吸法，就是一種持續發揮最佳工作表現不可或缺的大腦保養工具。**

加藤信介
愛貝克思股份有限公司
集團執行董事

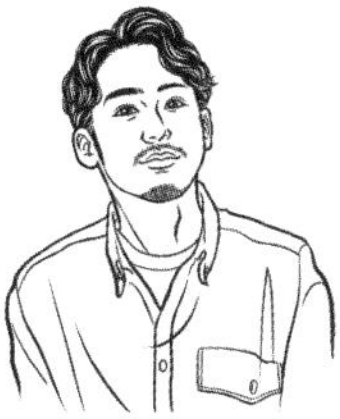

**呼吸是連結大腦與心靈的方法。**不只是足球，所有運動類型都有一個共通點，那就是想要提升競技能力時，人往往會只重視「心體技」中的「體技」。然而，為了能夠穩定發揮最佳表現，其實「心」的部分更加重要。**我親身體會，透過學習超呼吸法，使競技能力得到大幅提升。**

鈴木武藏
比利時足球甲級聯賽
前日本代表ＦＷ

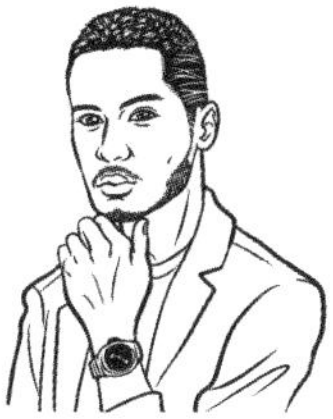

## 當你有以下症狀時，有個方法希望你能試試看。

### 大腦疲勞

- □ 經常粗心大意
- □ 閱讀資料但無法吸收內容
- □ 記憶力下降
- □ 無法忘掉過去的失敗

### 大腦緊張

- □ 因為太過緊張而失敗
- □ 頭痛（緊張性頭痛）或者頭部有沉重感
- □ 肩膀、脖子僵硬

### 大腦運作遲緩

- □ 沒有幹勁
- □ 身體疲勞
- □ 無法專注
- □ 工作效率變得低落

- ☐ 無法深入思考事情
- ☐ 容易哭泣
- ☐ 容易焦躁、易怒
- ☐ 吃不出味道
- ☐ 過食或厭食

- ☐ 睡不著、淺眠
- ☐ 手腳冰冷
- ☐ 嚴重便祕
- ☐ 腰痛
- ☐ 食慾不振
- ☐ 口渴

- ☐ 對事物毫不關心
- ☐ 認為最近沒有什麼有趣的事
- ☐ 總是很想睡
- ☐ 怕痛
- ☐ 頭痛（偏頭痛）

## 其實這些症狀有一個共通的原因，那就是

## 「不好的呼吸習慣造成腦缺氧」

大腦是人體中大量耗氧的器官。

需要維持超高專注力，隨時做出精準的判斷也需要靈感……為了在這種狀態下讓大腦全速運轉，就需要靠呼吸將大量氧氣帶入體內，才能提供身體能量。然而，現代人的呼吸本來就淺，很多人都有慢性缺氧的問題。

現代生活要面臨各種壓力，而且受到過度依賴手機、電腦的生活習慣影響，導致很多人姿勢錯誤、呼吸又快又淺。**結果使得大腦處於缺氧狀態，造成大腦疲勞與自律神經失調等症狀。**如此一來，工作表現就會明顯變差。

**學習正確的呼吸法，將大量的氧氣傳送到大腦與人體內。**這就是讓人如願發揮最佳表現的關鍵。

有很多心中充滿煩惱的人會來到我的個人健身房。

本書將介紹我在教學時為學生帶來莫大幫助的「超呼吸法」。

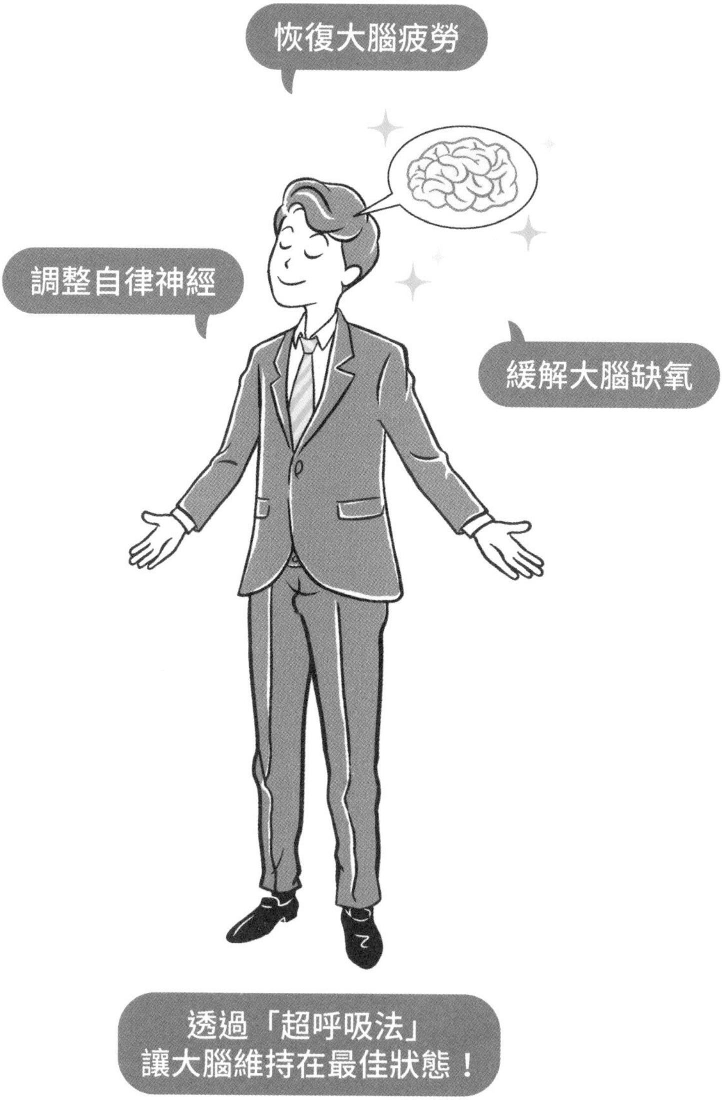

恢復大腦疲勞
調整自律神經
緩解大腦缺氧
透過「超呼吸法」
讓大腦維持在最佳狀態！

透過實踐超呼吸法，能將氧氣充分傳送到缺氧狀態的大腦內。
此外，針對許多人都有的自律神經失調問題，也能用超呼吸法帶來改善效果。
本書推薦的超呼吸法，一點也不困難。
做法非常輕鬆簡單，也不需要花太多時間喔！

**例如：基礎的呼吸法，只需要**
**〔4秒（吸氣）＋8秒（吐氣）〕×3**
**即可。**

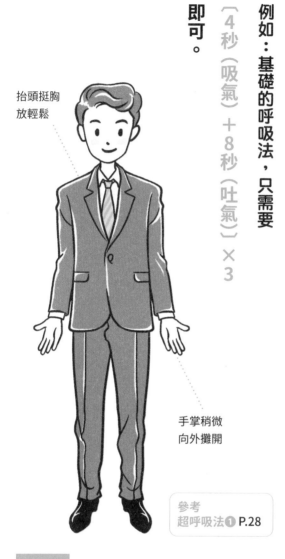

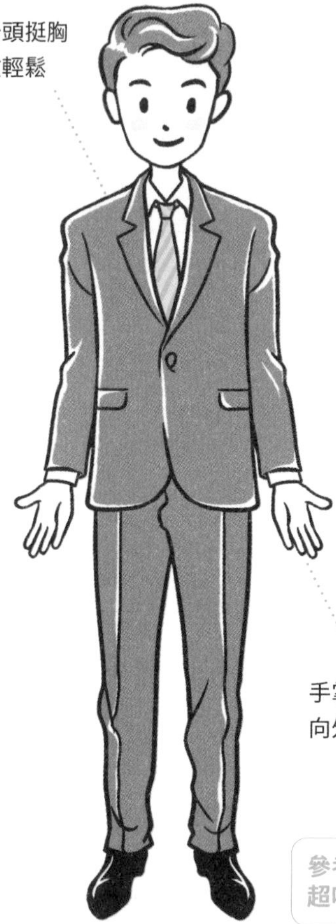


參考
超呼吸法❶ P.28

功效

提升工作表現、思考能力、判斷能力等

**假設接下來有很重要的簡報。需要緩解緊張的情緒，此時我會推薦這種呼吸法。**

〔4秒（吸氣）＋4秒（止息）＋8秒（吐氣）〕×5

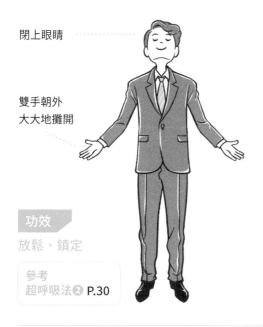

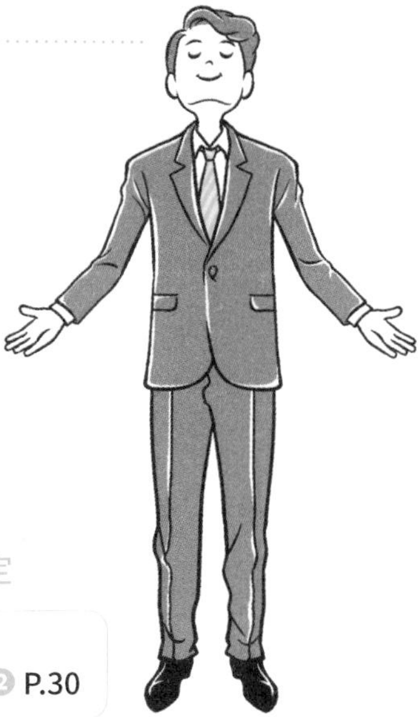
閉上眼睛
雙手朝外
大大地攤開

功效

放鬆、鎮定

參考
超呼吸法❷ P.30

**遠端工作開始覺得懶散，想要切換成專注模式的時候，就用這個呼吸法。**

〔4秒（吸氣）＋4秒（吐氣）〕×5

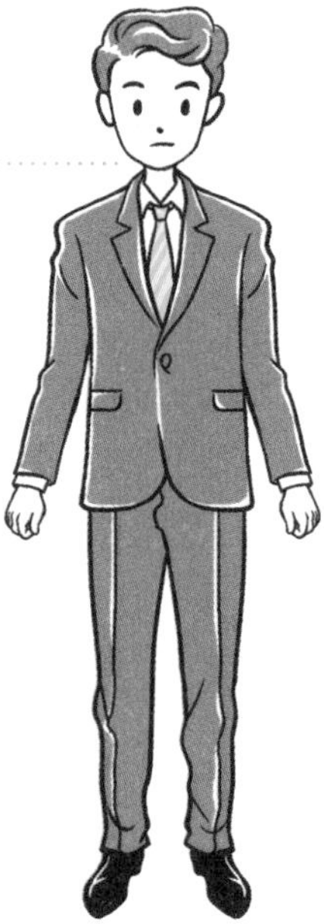
收下巴
手輕握拳

功效

提升專注力、幹勁

參考
超呼吸法❸ P.32

**透過超呼吸法，讓我感受到工作表現提升的效果。**有充足的氧氣，大腦會活化、不容易累積疲勞。而且，讓心靈和大腦都專注在當下的放鬆效果也很棒。

1/3rd Real Estate 股份有限公司
代表董事 CEO
**蘇乾聞**

超呼吸法是我每天必做的功課。**我深切體會到，讓大腦休息有助於消除壓力和正面思考。**

Striders 股份有限公司
董事長
**早川良太郎**

**頭腦昏沉的時候執行超呼吸法，人就會瞬間清醒，也能專注在工作上。**我體會到超呼吸法驚人的效果。

作家
**長倉顯太**

**我很推薦透過呼吸調整心理狀態。**現在的日本，20～30 多歲的年輕人死因第一名就是自殺。我認為這是因為現在很少有機會能關注並照顧自己的內心。

心理醫師
**Sidow**

生活在現代，有很多人會和他人比較、對自己過分嚴苛、太過努力。努力很重要，但是努力過後一定要懂得休息。**呼吸讓我們學會讓大腦開機和關機。**

瑜伽指導師
**西林咲**

因為這十年在生活中隨時都關照呼吸，**讓我無論碰到什麼狀況，都能擁有面對自己的時間**。這就是人生毫無壓力的祕訣。

wellness 股份有限公司
董事長 / 醫師
**中田航太郎**

尤其心理感到疲憊的時候，透過調整呼吸，就能讓大腦休息。**我親身感受到呼吸能夠有效緩解壓力。**

角森股份有限公司董事長
**角森脩平**

**我最有感的就是超呼吸法帶給我深度的睡眠**。我很推薦正在育兒的媽媽們執行超呼吸法。媽媽的睡眠時間短，呼吸法有助於維持體力和改善產後憂鬱等症狀。同時能夠調整心理和身體狀況，這就是超呼吸法的功效。

一般社團法人 mothersbeauty
協會 理事長
Funtree 股份有限公司 董事長
**真田忠弘**

養成超呼吸法的習慣之後，我感覺大腦和身體都得到調整。**呼吸是對身心健康有助益而且又是最簡單的訓練**。平時在生活中不太在意呼吸的人，一定要試試看這個方法。

Pilates Studio eleven
代表人
**大西珠美**

超呼吸法非常簡單。
**等你回過神來，應該就能發現工作表現大幅提升。**
**正因為有卓越的效果，我才能充滿自信地推薦給大家。**
每天的呼吸會漸漸改變你，
請務必試試看！

# 前言

我的個人健身房以「上市企業社長會去的健身房」聞名。

我的客戶除了CEO（執行長）之外，還有創作者、藝人等在創作領域大顯身手的人物。我也會幫助代表日本出征的足球選手等，需要精密管理身體狀況的運動員。這些人之中有商務菁英也有職業運動員。雖然領域不同，但他們都是需要在頂尖舞臺對決的人。

本書卷頭出場的人物，只是其中一部分而已。

為什麼他們會來到我的健身房呢？

或許有人會對這個問題感到好奇。不過，其實沒有什麼特別的祕密，只有非常簡單的道理。

因為是健身房，有很多想解決運動不足問題的人會來鍛鍊身體。

然而，我追求的不只如此。

來健身房的人或者說客戶，都有一個共通點，那就是他們都有想要解決的煩惱，或者無論如何都想達成的目標。

也就是說，**「希望能如願發揮最好的表現」**。

為了回應這個需求，只從「身體」下手是不夠的，心理、大腦等「心靈」的部分也同樣重要。

**本書提出的「超呼吸法」就是關照心靈與大腦的方法。**

我不斷對商務人士傳達超呼吸法的重要性。很幸運的是，有很多企業對此產生興趣，甚至實際將其導入員工的健康課程或者企業研習的課程之中。

有越來越多人告訴我「以前都不知道呼吸有這樣的功效」、「還想知道更多」，獲得如此大的迴響我其實很驚訝，而「想要幫助更多的人」就是我寫這本書的動機。

我是在大學時代注意到呼吸的重要性。當初是為了在自由搏擊的比賽中獲得勝利，才開始應用呼吸法。

比賽時要瞬間閃躲對方的攻擊，讓自己的攻擊有效擊中對手。為了能在零點幾秒內瞬間反應，就必須提升專注力和覺知能力。在平時渙散的身心狀態下，無法做到這個程度。

選手為了獲勝，在比賽開始前會讓自己進入能夠發揮最佳表現的狀態，也就是所謂的「Zone」[*1]。

**為了進入Zone，我使用了呼吸法。**

呼吸法能有效幫助我進入Zone。氧氣是能量來源之一，透過往大腦大量輸送氧氣，就能在比賽時持續保持專注力，大腦也不容易疲勞。

呼吸法也能讓身體從平時的模式轉換到戰鬥模式。然後再從戰鬥模式回歸平靜……像這樣，在自己需要切換模式的時候，呼吸也會有莫大的效果。

**這是因為，呼吸是唯一能夠有意識控制大腦自律神經的手段。**

我一直持續深入學習呼吸與身體、呼吸與心理（大腦）之間的關係。最後加入我個人的經驗，彙整出一套能夠有助發揮最佳表現的必要呼吸機制，以及在什麼場面對應什麼呼吸法等個別的使用方法。

我提出的超呼吸法有兩個要點：

一、在大腦需要發揮超強專注力、思考力的時候，將充分的氧氣輸送到大腦。大腦是身體中最依賴呼吸的器官。只要呼吸帶入的氧氣中斷五分鐘，大腦就會開始壞死。因此，避開大腦的敵人「缺氧」，透過呼吸將大量氧氣送到大腦與體內，對於提升表現非常重要。

二、有意識地控制無意識運作的自律神經。透過這個方式，讓大腦在該休息的時候能夠充分休息；在你想要保持最佳狀態的時候，也能引導自己維持在最佳狀態。

就算你想要二十四小時都維持在比賽時的超專注狀態，也會因為對大腦負擔太大而累積疲勞，所以不可能辦到。精準控制大腦疲勞的修復，和發揮超專注狀態的時機，就是讓人整天都維持在最佳狀態的方法。

＊1：指運動員發揮到極限，呈現高度專注與投入的狀態。

**有意識地控制呼吸，能讓因為生活在現代社會而紊亂失調的自律神經獲得改善，也能調整平時無意識的呼吸習慣。**

大家都知道現代社會充滿壓力，我們都在各種壓力下生存。受到各種壓力的影響，導致我們的自律神經失調，這會讓呼吸變得又淺又快。也就是說，壓力引起的自律神經失調，就是錯誤呼吸習慣的有力成因。

呼吸又淺又快，當然會使得血液中的氧氣濃度下降，對大腦產生負面影響。而且自律神經失調本身就會帶來很多身心不適。

上述提到的內容每一項都有最新科學佐證。

以科學證據為基礎應用呼吸，會發生什麼事呢？

- 活化大腦運作，提升專注力、記憶力、行動力、思考力、判斷力。
- 透過調整自律神經，就能減輕不安與壓力。
- 在遠端工作容易懈怠的時候，控制大腦開機和關機。
- 在簡報前或者面臨重要場合時，一鼓作氣提升專注力。
- 透過改善血液循環，促進排出體內的老廢物質，提升免疫力，讓身體變得更健康。

・讓情感變得豐富，提升動力與自我肯定感，使得EQ（智商）跟著提升，人際關係也會變得圓滑。

……好處數之不盡。

呼吸就是用小小的努力換來莫大的回報，我認為商務菁英更應該要了解「呼吸的力量」。

2022年7月

**關根朝之**

## 目錄





### 第1章 以最新科學為基礎的十個呼吸法

## 第2章 實踐超呼吸法能夠解決各種煩惱

第3章

# 大腦功能顯著提升！超呼吸法的機制

第4章 自律神經・荷爾蒙・淋巴，維持最佳狀態！



第5章 只要十秒就能提升呼吸品質！呼吸肌群伸展

# 第1章

# 以最新科學為基礎的十個呼吸法

# 讓我們一起來實踐呼吸法吧！

本章介紹提升工作表現的十個呼吸法。

要嘗試哪一種呼吸法才好呢？

現代人很多都有共通的煩惱和不適的模式，這些狀況都有對應的原因（有時不止一個），針對這些成因都有推薦的呼吸法。

呼吸的基礎就是「吸氣、吐氣」。雖然只是吸氣吐氣，但透過改變長度、深度、節奏就能改變呼吸帶來的效果和作用。

學會克服腦缺氧危機，自在控制自律神經的技術，就能應用在各種狀況中。

為了應付各種狀況，本書收錄十種呼吸法供您實踐。

請從你有困擾或者有興趣的呼吸法開始嘗試。

## 超呼吸法的基礎規則

1. 比起吸氣更重視吐氣
2. 鼻子吸氣嘴巴吐氣
3. 可以坐著做也可以站著做

對於希望提升效果的人，我有幾個建議。

**想要讓交感神經處於優勢的時候（需要激發幹勁、提升專注力），使用胸式呼吸；想要讓副交感神經處於優勢的時候（需要放鬆、消除疲勞），使用腹式呼吸。**

胸式呼吸就是在吸氣的時候讓胸口膨脹。這是最普遍的呼吸；腹式呼吸則是吐氣的時候讓腹部收縮，吸氣時讓腹部膨脹。

話雖如此，剛開始不需要想得太困難，嘗試看看並體會呼吸法帶來的效果即可。

超呼吸法 1

# 鍛鍊大腦的「基礎呼吸」

功效

- 改善粗心大意
- 改善焦躁
- 恢復疲勞
- 提升記憶力、判斷能力、思考能力
- 提升每天的工作表現

使用場景

- 感到疲憊的時候

「基礎呼吸」是本書介紹的所有呼吸法中的基底。以〔4秒（吸氣）＋8秒（吐氣）〕為一個單位，重複這個循環就是基礎的呼吸節奏。

**吐氣時間比吸氣時間長，會讓副交感神經處於優勢，放鬆緊繃的身體，大量氧氣就能順暢傳送到大腦和身體。**

透過這個方式，就能逐漸改善因腦缺氧產生的身心失調。

這是能夠幫助我們與壓力共存的呼吸法，務必讓這個呼吸法成為你的盟友，想到的時候就反覆操作吧。

# 腹式呼吸

〔4秒（吸氣）＋8秒（吐氣）〕×3

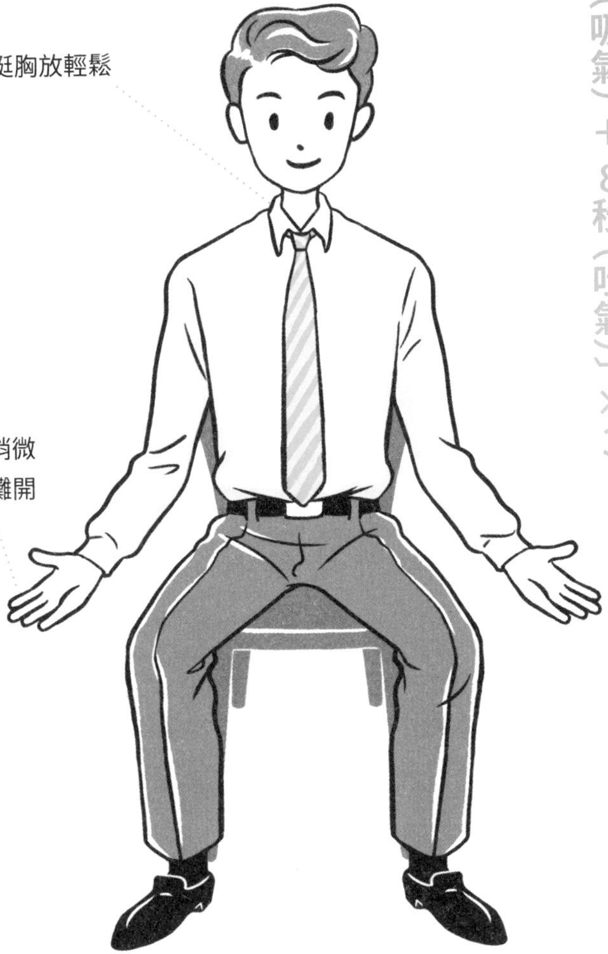


tips 放鬆肩膀的時候，先讓肩膀向上抬到最高，然後一鼓作氣放鬆，讓兩邊肩膀自然向下落。

# 緩解緊張的「放鬆呼吸」

### 功效

- 消除緊張感
- 冷靜
- 提神醒腦
- 放鬆

### 使用場景

- 面對重要場合感到緊張的時候
- 因為緊張症狀感到煩惱的時候

接下來要面對「重要的會議」、「重要的簡報」……重要的工作擺在眼前，讓人感到緊張。這種時候，肩膀就會緊繃，呼吸也會變得又快又淺。如此一來大腦的表現就會變差，事情也很難成功。

想要緩解緊張，「放鬆呼吸」就很有效。

如同基礎呼吸，吐氣時間拉長就能讓副交感神經處於優勢。再加上**吸氣和吐氣之間止息四秒鐘，會更強烈地引導副交感神經處於優勢。**

在緊張的狀態下，如果懂得使用這個呼吸法放鬆，就能面對自己不擅長的狀況了。

## 腹式呼吸

（4秒（吸氣）＋4秒（止息）＋8秒（吐氣））×5次

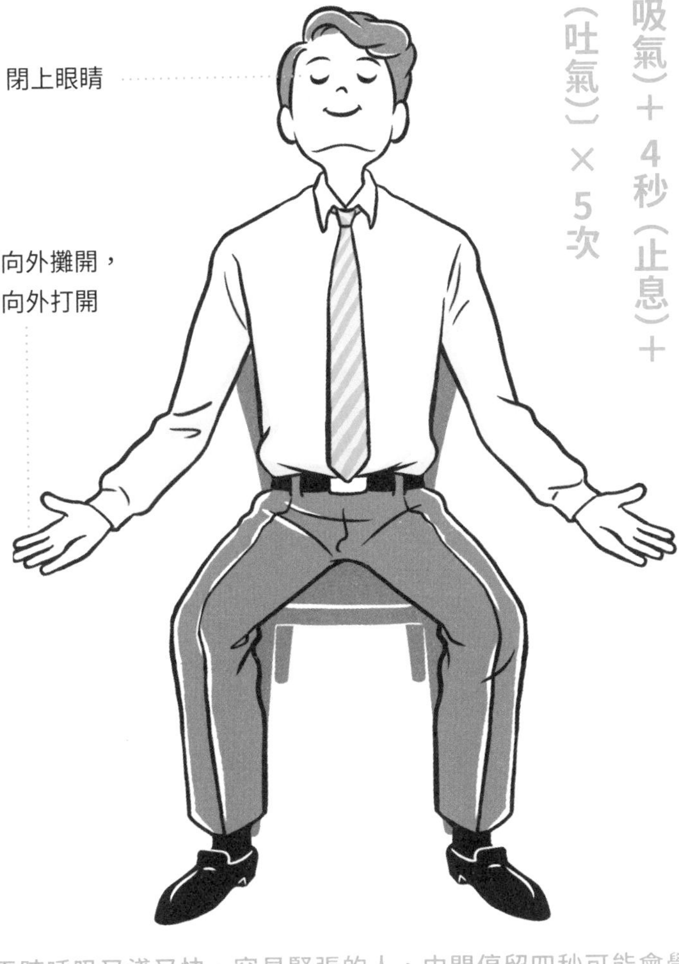


tips 平時呼吸又淺又快、容易緊張的人，中間停留四秒可能會覺得很難受。但是請不要放棄，先從自己能接受的範圍開始挑戰。

# 提升專注力的「戰鬥模式呼吸」

## 功效

- 提升專注力
- 提升行動力
- 消除疲勞
- 提升幹勁
- 加強自我肯定感

## 使用場景

- 想提高專注力的時候
- 想要在會議等重要活動上全力以赴的時候

「想要一決勝負」、「想要有氣勢」。想要讓自己像職業拳擊手出戰前那樣擁有超高專注力的時候，我希望你試試看「戰鬥模式呼吸法」。

**吐氣時間比基礎呼吸短，吸氣和吐氣的秒數相同，重複做幾個回合。**這種呼吸法可以讓交感神經處於優勢。

交感神經處於優勢，激發幹勁的荷爾蒙多巴胺就會開始分泌，使得心跳加速、肌肉賁張，讓心理和身體都做好準備。

## 胸式呼吸

〔4秒（吸氣）＋4秒（吐氣）〕×5次

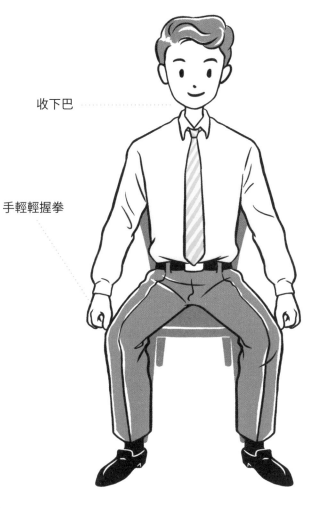

tips

讓副交感神經處於優勢的「基礎呼吸」與「放鬆呼吸」都是用腹式呼吸進行。然而，讓交感神經處於優勢的「戰鬥模式呼吸」則使用胸式呼吸。

# 幹勁開關「重置呼吸」

功效

- 重置效果（轉換心情）
- 恢復疲勞
- 提升專注力
- 提升判斷能力
- 提升思考能力

使用場景

- 感覺專注力下滑的時候
- 在家辦公卻不想工作的時候

「無論如何都提不起勁」、「覺得很懶惰」……**大腦本來就無法長時間保持專注。**

有人說大腦只能維持十五分鐘的專注力。就像足球有中場休息、棒球有上下半場一樣，中間有個間歇轉換心情會比較容易維持專注，工作表現也會比較好。如果覺得疲累，可以暫時重置一下。為了重振精神，請試試看「重置呼吸」。

**用胸式呼吸的方式，以〈4秒（吸氣）＋4秒（吐氣）〉為一個單位，有規律的呼吸，同時腹部持續收緊，就是這個呼吸法的重點。**透過這個方式，讓逐漸偏向副交感神經的身心，輕鬆切換到交感神經模式。

# 胸式呼吸

〔4秒（吸氣）＋4秒（吐氣）〕×3次

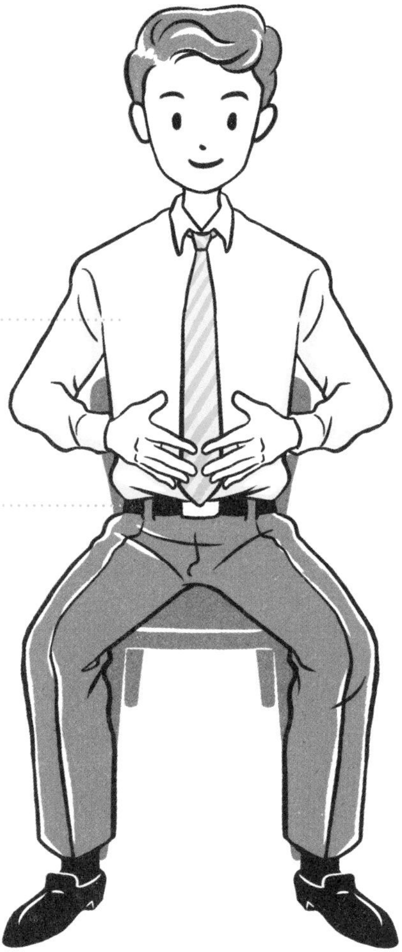


tips 一邊呼吸一邊確認腹部保持收緊。

# 早上清爽起床的「早安呼吸」

功效

- 頭腦清醒
- 活化大腦

使用場景

- 早上起不來的時候
- 早上起床之後仍覺得疲倦的時候

有人早上即便鬧鐘響睜開眼睛也無法離開被窩，可能是因為低血壓或者太疲勞而無法起床。

無論是哪一種狀況，都表示副交感神經處於優勢。

**這種時候，只要以〔2秒（吸氣）＋2秒（吐氣）〕為一個單位，用短節奏重複胸式呼吸就能讓交感神經導向優勢。**

如果身心健康，睡一個晚上就能消除大部分的疲勞。然而很遺憾的是，很多人早上起床還是覺得很累。這種時候我建議做「早安呼吸」。身體會變得有活力，感覺充滿幹勁。

# 胸式呼吸

〔2秒（吸氣）＋ 2秒（吐氣）〕× 10次

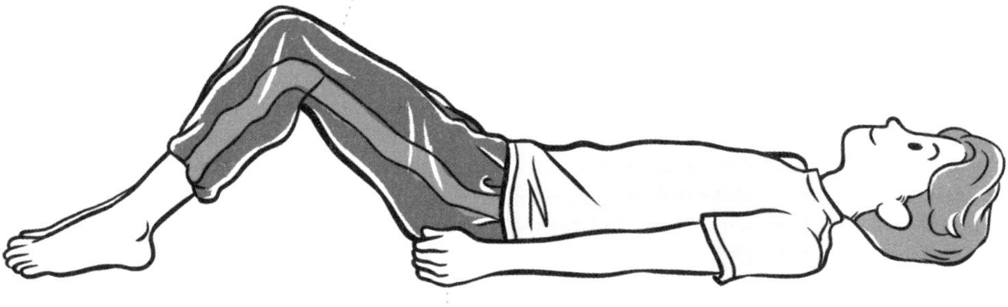


tips 建議不要用腹式呼吸，而是使用胸腔膨脹的胸式呼吸。在仰臥的狀態下，比起雙腿伸直，屈膝會更容易打開身體的開關。

# 活化全身的「淋巴呼吸」

功效

- 改善怕冷
- 消除水腫
- 恢復疲勞、倦怠
- 改善全身血液循環、加速新陳代謝
- 提升代謝力之後產生燃脂效果
- 改善腸道環境

使用場景

- 有怕冷、水腫問題的時候
- 累積疲勞感的時候

淋巴液是和血液一起在體內循環的體液之一。淋巴液循環變差，就會出現容易怕冷、水腫等症狀。因為老廢物質不容易排出，所以人會容易疲勞、倦怠。

**「淋巴呼吸」就是透過深呼吸讓副交感神經處於優勢，加速全身的血液循環。**在執行淋巴呼吸法，按壓腹部的時候，有一個部位叫做「乳糜槽」＊2。刺激乳糜槽，就能加速淋巴液的深度流動，活化全身淋巴液的循環。因此能消除因為淋巴液循環不良產生的不適症狀，除此之外，腸胃狀況也會變好。

＊2：囊狀物，足部與腸臟的淋巴液會流進此處，功用類似於淋巴液的儲水槽。

## 腹式呼吸

〔4秒（吸氣）＋8秒（吐氣）〕× 5次

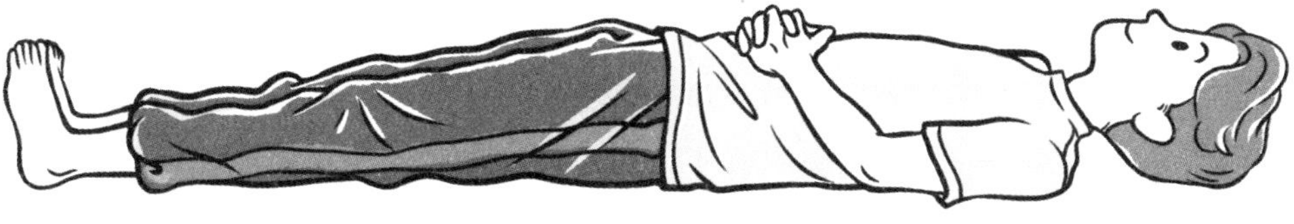

一邊按壓乳糜槽一邊吐氣，吐氣吐光也要繼續按壓
雙手重疊放在肚臍上方的位置


tips 乳糜槽的位置在肚臍上方約四根手指的地方。位於腹部的深處，所以必須確實按壓腹部。

# 4·5·6 的「息怒呼吸」

**功效**

- 鎮定
- 放鬆
- 提升判斷力

**使用場景**

- 覺得煩躁時
- 覺得自己有點生氣的時候

當我們為了某件事發怒的時候，自律神經就會完全處於交感神經優勢的模式。人一旦興奮，就很難壓抑怒氣。這種狀況可以用科學方式來說明。

首先，生氣時雙肩會聳起，而且很多時候會伴隨圓背、姿勢不良。結果導致胸廓變窄，橫膈膜的動作受限，使得呼吸變得又快又淺。因此很難從交感神經優勢的狀態脫離出來。

這種時候，我們可以透過呼吸法影響身體和大腦，讓思考和情緒產生變化。**尤其是吸氣四秒和吐氣六秒之間，必須確實止息五秒**，這一點非常重要。

# 腹式呼吸

〔4秒（吸氣）＋5秒（止息）＋6秒（吐氣）〕×3次

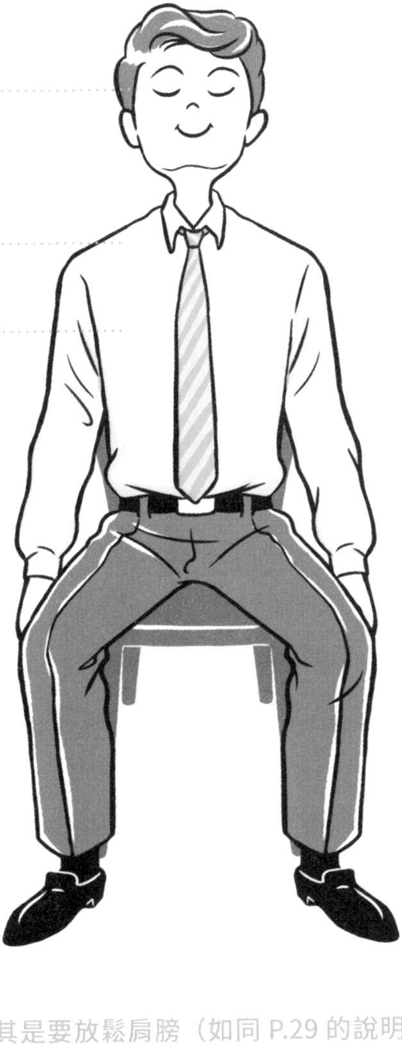


tips

放鬆身體，尤其是要放鬆肩膀（如同 P.29 的說明，想要放鬆肩膀的時候，可以先把肩膀向上抬到最高，然後一鼓作氣放鬆，讓兩邊肩膀自然向下落）。

# 能夠沉沉入睡的「安眠呼吸」

功效

- 改善各種睡眠障礙
- 改善血液循環
- 放鬆
- 恢復疲勞

使用場景

- 難以入睡、淺眠
- 各種失眠的困擾

「很難入睡」、「會做惡夢」……有很多人都有睡眠方面的問題。

現代人面對各種壓力，因此在任何情況下，幾乎都是處於交感神經過度優勢的狀態。原來人體在晚上會切換成副交感神經優勢的模式，但很多人無法切換。就算身體睡著，大腦也還是醒著，導致睡眠品質變差。

**幫助您沉沉入睡的「安眠呼吸」，能夠將交感神經模式切換到副交感神經模式，漸漸改善睡眠障礙。**

## 腹式呼吸

〔4秒（吸氣）＋ 10秒（吐氣）〕×4次

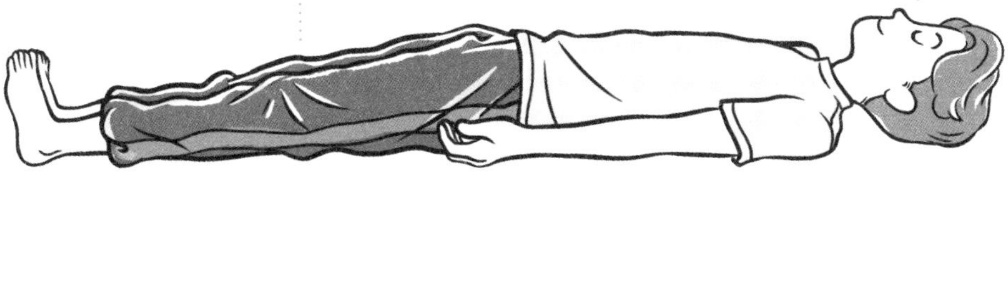


tips 藍光是睡眠的大敵。請不要把手機帶到床上。
還有睡前一個小時也不要看電視或影片。

# 超呼吸法 9

## 活化右腦的「創意呼吸」

功效

- 提升記憶力
- 提升想像力
- 提升發想力

使用場景

- 需要打破現狀，期待靈感出現時
- 平時就擔心自己創意不足的人

單邊鼻孔呼吸的方法來自瑜伽，是一種歷史久遠的呼吸法。瑜伽的單邊鼻孔呼吸法是左右交替按壓鼻孔，這裡介紹的呼吸法只需按住右邊鼻孔。

**透過壓住右邊鼻孔，靠左邊鼻孔呼吸，刺激負責想像的右腦，活化想像力，讓人更有靈感。**而且在副交感神經模式下可以放鬆，減輕壓力，大腦海馬迴的運作也會更有效率。

海馬迴掌管短期記憶，創意發想時，引出海馬迴的力量非常重要，因為這裡面隱藏著靈感的素材。

## 腹式呼吸

〔4秒（吸氣）＋8秒（吐氣）〕×3次

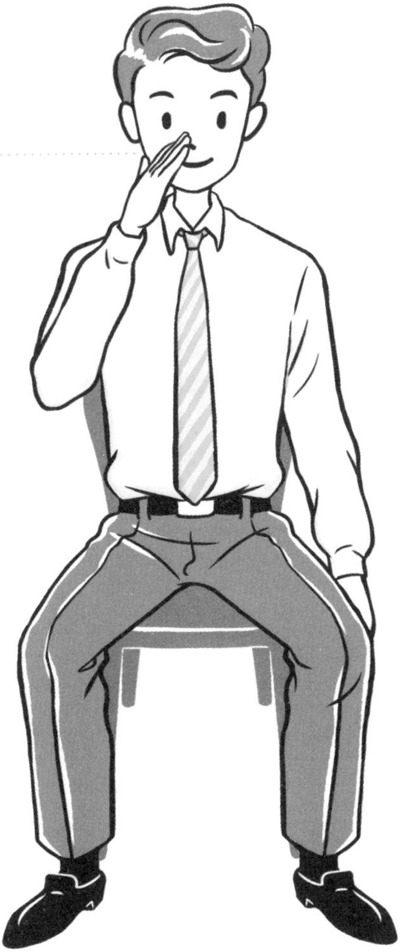

按住右邊的鼻孔，只用左邊的鼻孔呼吸

tips 與其拚命擠出點子，不如試著專注在呼吸本身。這會讓大腦清空，進入準備階段。

## 超呼吸法 10

# 成長荷爾蒙分泌「改善血液循環的反腹式呼吸」

功效

- 改善全身血液循環
- 提升免疫力
- 思考變得正向
- 瘦小腹
- 提升代謝力，養成不易胖的瘦子體質

使用場景

- 餐後想要助消化的時候
- 感覺血液循環變差，身體狀況不佳的時候

一般的腹式呼吸會在吸氣時使腹部膨脹，吐氣時腹部收縮。**反腹式呼吸法就是完全相反的做法。也就是說，吸氣的時候腹部收縮，吐氣時腹部膨脹。**

這種呼吸方式也可以鍛鍊到負責呼吸的呼吸肌群（橫膈膜、肋間肌等），尤其可鍛鍊腹部的肌肉以及肋間內肌，讓腸胃狀況變好，改善便祕，原本凸出的小腹也會變得平坦。

反腹式呼吸也能促使成長荷爾蒙分泌，讓思考變得積極正向，同時也有修復、再生組織等提升免疫力的功效。有多種效果。

# 反腹式呼吸

〔4秒（吸氣）＋8秒（吐氣）〕×3次

將雙手放在腹部進行
「反腹式呼吸」
（一邊用手確認腹部的動態，吐氣的時候讓腹部膨脹，吸氣的時候讓腹部收縮。）

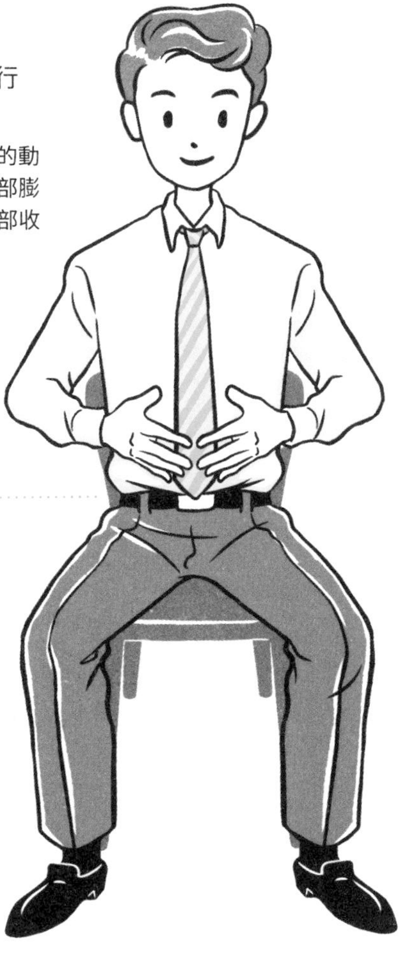

tips 這個呼吸法會讓腹壓升高、血壓上升，所以有高血壓的人必須特別小心。

## 容易大腦缺氧的現代社會

前面介紹了十種呼吸法的操作方式，我想在此針對細節更進一步說明。

我們生活在充滿各種壓力，而且環境劇烈變動的現代社會。疫情使得遠端工作增加，很多人在家工作，工作型態大幅轉變。在工作和通訊環境等生活型態劇烈變動的影響下，我們的身體也受到牽連，導致許多身心失調的狀況。

## 現代文明病的代表症狀有兩大類

❶ 缺氧引起的大腦疲勞症狀
❷ 自律神經失調引起的症狀

首先是腦缺氧引起的大腦疲勞問題。

大腦活動需要大量的氧氣，而現代社會存在許多容易引發缺氧的因素。

工作和私生活都離不開手機和電腦，資訊不間斷地輸出，使得我們的大腦隨時都暴露在大量資訊之中。另外，遠端工作也讓本來就很含糊的私領域和工作混在一起。

**也就是說，我們的大腦幾乎沒有喘息的時間。**

**為了讓無法喘息的大腦不要生病，就必須提供充足的氧氣，大腦才可以持續運作。**

除此之外，人還會受到姿勢的影響（針對這一點，第3章會詳細說明），導致難以提供大腦充分氧氣。如果沒有刻意採取應對措施，我們的大腦很容易會陷入缺氧狀態。

腦缺氧、腦疲勞造成的負面影響，不只是思考力和判斷力下降，影響工作表現而已，還會造成肉體上的抗拒反應（味覺障礙、暴飲暴食、厭食）。

陷入缺氧狀態之後，會出現——

- **無法忘掉過去的失敗**
- 無法深入思考事情
- 容易哭泣
- 「**嚐不出味道**」**的味覺障礙**
- 「**過食或厭食**」**等攝食障礙**

……等症狀（P. 4上排因「大腦疲勞」產生的症狀）。

須要特別注意的是，很多人或許是已經完全習慣這種狀況，就算陷入慢性缺氧仍不自知。

改變不好的呼吸習慣，學會將大量氧氣送到大腦和身體的呼吸方式，就是改善目前症狀的有效方法。基礎呼吸、放鬆呼吸、淋巴呼吸等呼吸法以腹式呼吸為基礎，有助於大幅提升供給大腦的氧氣量。

除此之外，如果想要再更進一步——

- **在日常中維持超高專注力**
- **在關鍵時刻發揮最佳表現**

呼吸法也能幫助商務人士追求更好的工作表現，這種時候使用以胸式呼吸為基礎的戰鬥模式呼吸法，就能更好地發揮能力。

## 靠呼吸法照顧失調的自律神經

本書提到的呼吸法不只能解決腦缺氧、腦疲勞的問題，還能幫助一個重要的主題，就是讓多數商務人士都為之困擾的自律神經失調。

自律神經不受我們的意識控制，是掌控內臟與血管的神經。自律神經分為交感神經與副交感神經兩種，兩者之間互相拮抗，在平衡的狀態下運作。

然而，現代社會有諸多壓力，會讓這種平衡狀態瓦解。很多人陷入交感神經過度優勢的狀態，因此產生各種困擾。另一方面，如果副交感神經一直處於優勢，也會引起各種不適。

自律神經由大腦的下視丘自動掌管，一般來說無法靠意識控制。然而，如同之前提到的，**我們唯一能夠刻意控制自律神經的方式，就是呼吸。**

針對交感神經過度優勢的症狀，就使用引導副交感神經出場的呼吸法；而副交感神經過度優勢的症狀，可以使用引導交感神經出場的呼吸法。

## 交感神經過度優勢引起的症狀

- 頭痛、頭部沉重感
- 肩膀、脖子僵硬
- 「睡不著、淺眠」等睡眠障礙
- 手腳冰冷
- 嚴重便祕
- 腰痛、下半身沉重
- 食慾不振
- 口渴

……等症狀（P. 4「大腦緊張」產生的症狀）。

交感神經處於過度優勢，會使血管收縮、肌肉僵硬，不僅會引起肩頸僵硬，也會引起緊張型頭痛（頭像是被壓住的非搏動性頭痛）。透過呼吸法讓副交感神經處於優勢，就能切換身體的開關。

## 副交感神經過度優勢引起的症狀

- 沒有幹勁
- 身體疲勞
- 工作效率低落
- 對事物毫不關心
- 認為最近沒有發生有趣的事
- 總是很想睡
- 怕痛
- 頭痛（偏頭痛）

……等症狀（P.4「大腦運作遲緩」產生的症狀）。

在副交感神經優勢的模式下，血管會擴張，增強大腦的血流，容易引起偏頭痛（頭一陣一陣刺痛的搏動性頭痛）。此時，可以透過呼吸法導向交感神經優勢，達到提振精神的效果。

當人有壓力、交感神經處於優勢的時候，呼吸大多會變得又淺又急。也就是說，自律神經失調、呼吸又淺又急，都會引起腦缺氧，使得腦疲勞或者腦疲勞相關症狀加速惡化。

然而，對於這種惡性循環，只要使用呼吸法就能解決，進而調整身體狀況。

接著，來談談我所提出的呼吸法，有哪些基本的思考方向。

## 透過深長有規律的節奏控制呼吸

請試著舉出決定呼吸方法的三個要素。
那就是**深度、長度和節奏**。

### 深度

指的是空氣吸入肺部的量。吸氣越深，肺部能夠吸收的氧氣就越多。
透過深深吸氣吸取大量氧氣，可以預防腦缺氧，改善腦缺氧引起的症狀。

## 長度

如字面所示，長度就是「吸氣」和「吐氣」花費的時間。雖然這和節奏也有關係，但是吸氣和吐氣的時間分別有多長，呼吸法帶來的效果會截然不同。

**吐氣時間長，會讓副交感神經處於優勢；吸氣時間長會讓交感神經處於優勢。**

## 節奏

這裡說的呼吸節奏，指的就是吸氣和吐氣時間的組合搭配。根據應用情形不同，除了吸氣和吐氣之外，也會在呼吸之間加入「止息時間」。將這些組合當成一個單位，然後有規律地重複。

# 提升效果的七個重點

**這裡整理能夠提升效果的七個重點**

1. 腹式呼吸是基礎
2. 順序是「吸氣＋吐氣」
3. 姿勢很重要
4. 專心
5. 次數只是參考
6. 鼻子吸氣，嘴巴吐氣
7. 遵守呼吸法的注意事項

我提出的超呼吸法，基礎就是腹式呼吸。
腹式呼吸會在吸氣時使腹部膨脹，吐氣時腹部收縮；另一方面，胸式呼吸就是在吸氣的時候讓胸口膨脹。

這次介紹的呼吸法，大多都是用腹式呼吸進行，但是也有例外。
如同之前提到的，想要讓副交感神經處於優勢的時候，就使用腹式呼吸，想要透過交感神經優勢讓身心恢復精神的時候，就建議使用胸式呼吸。
進行腹式呼吸的時候，要配合呼吸注意觀察腹部膨脹收縮的變化。而平時只要沒有刻意專注在腹部，通常就會用到胸式呼吸。

再者，這次介紹的呼吸法，順序都不是「吐氣＋吸氣」，而是「吸氣＋吐氣」。
一般呼吸法的解說都會強調吐氣的重要，所以有人會建議使用「吐氣＋吸氣」的順序。

這樣看來，「吐氣＋吸氣」的順序應該比較正確吧？

然而，我認為「吸氣＋吐氣」的順序比較好。

因為呼吸淺薄或紊亂的人，根本無法順暢地吐氣。對這樣的人來說，突然要他吐氣的時間比吸氣長一倍，很有可能無法做到。

我的第一要務是讓這樣的人持續練習。等到習慣之後，也可用「吐氣＋吸氣」這個順序，但是一開始就把難度調高，並不是什麼好對策。

**由於吸氣比吐氣簡單，可以輕鬆做到，所以我認為從吸氣開始進行呼吸法即可。**

## 維持高品質呼吸最重要的「姿勢」

呼吸的時候，姿勢也一樣重要。

一整天使用手機和電腦好幾個小時，姿勢一定會變差。請注意不要駝背或者讓脖子、肩膀往前傾。

**駝背或者脖子、肩膀往前傾，會讓胸廓變窄，這樣一來橫膈膜的活動度也會變差。在這樣的姿勢下，身體無法吸收大量氧氣。**

這一點在一般呼吸的時候也一樣。不只是在實踐超呼吸法的時候，從平常就應該要盡量端正姿勢。

進行呼吸法的時候，專心非常重要。

因此我們要特別注意減少手機和電腦的使用。

如果在**進行呼吸法前一直使用手機或電腦，大腦在這樣的情況下幾乎都會呈現交感神經優勢的狀態**。假設你在這樣的狀態下睡覺，即便有進行安眠呼吸法，安眠的效果也會大幅減低。

另外，每一種呼吸法設定的次數都只是參考值。當你感到次數不足的時候，請自行增加。

# 口呼吸是不好的呼吸習慣！從鼻子吸氣，嘴巴吐氣

本書提到的呼吸法基本規則是「鼻子吸氣，嘴巴吐氣」。

**因為鼻子是呼吸器官，而嘴巴並非呼吸器官。**

鼻腔具有淨化吸入空氣的功能。

從鼻腔吸入的空氣，會在通過鼻腔的時候除去粉塵，乾燥的空氣也會經過適當的溫溼度調節才進入體內。如此，喉嚨和肺部就能接收到「乾淨、低刺激性、經過加濕加溫的空氣」。

因為有這些功能，用鼻子吸氣的鼻呼吸，對我們來說才是最自然的呼吸方式。

另一方面，口腔是補充營養的器官，不具備淨化空氣的功能。採用口呼吸會讓口腔以及喉嚨變得乾燥，而且細菌和病毒也會直接入侵，導致容易感冒傷風。

此外有研究指出，相較於鼻呼吸，口呼吸有引發睡眠障礙等各種併發症的風險。也有報告指出，**口呼吸會導致大腦的前額葉無法停止活動，有形成慢性疲勞的風險**。而且用口呼吸時，橫膈膜會無法自然活動，也就是說，無法深深吸氣。

這樣看來，用嘴巴呼吸可以說是壞呼吸習慣的代表。

想要大量吸入重要的氧氣時，鼻呼吸可以非常順暢地完成；而為了拉長吐氣時間，用口腔吐氣會比較好控制。因此吸氣之後用嘴巴吐氣，是一種很適合腹式呼吸的方法。

## 血壓高、有重度憂鬱症狀的人需要注意的事項

基礎呼吸等讓情緒冷靜的呼吸法，是擷取正念呼吸冥想的長度、深度、節奏所打造而成。因為美國企業家賈伯斯也採用，所以正念呼吸成了全球知名的冥想法。

正念呼吸是一種透過專注在當下，讓思緒冷靜下來，回到放鬆狀態的方法。「專注當下」能讓人客觀地覺察自己身處的狀況和心靈狀態。

只不過，冥想有時候反而會造成負面影響。譬如說，**患有重度憂鬱症或者有重度心理創傷的人。在審視自己的過程中，有可能會回想起過去痛苦的經驗，所以需要格外注意。**

此外有些呼吸法不太建議高血壓的人操作。

**超呼吸法基本上對身體不太會有負擔，但「反腹式呼吸法」是唯一的例外。**這種呼吸法會強烈鍛鍊呼吸肌群，也會造成腹壓，有導致血壓上升的風險。血壓高的人最好避免。

# 第2章

# 實踐超呼吸法能夠解決各種煩惱

# 效果卓越，超呼吸法大顯身手的情景

在第1章我介紹了十種呼吸法。

第2章則會按照不同情境，介紹建議的呼吸法。

每一種情境我都會分別解說——

- **為什麼會變成這樣？**
- **現在你的身心發生了什麼事？**

只要能夠認知你身處的狀況、深層心理的動態，就能夠理解為什麼這個方法有效。理解之後再操作，這就是讓超呼吸法的效果更好、更有效率的祕訣。

# 不安或緊張的時候

**超呼吸法❶基礎呼吸**

**超呼吸法❷放鬆呼吸**

## Q1

我以前曾經在簡報的時候大失敗，非常丟臉。從那之後，遇到重大的專案會議或企劃簡報，我就會變得非常緊張，很怕下次又會失敗。我該怎麼做才能擺脫這種痛苦的狀態呢？

## A1

你的大腦有可能呈現容易釋放壓力荷爾蒙（皮質醇）的狀態。可以透過每天執行超呼吸法①「基礎呼吸（P.28）」來療癒大腦。針對症狀本身的話，也推薦超呼吸法②「放鬆呼吸（P.30）」。

曾遭遇強烈壓力，往後的人生也因此受到影響，這樣的狀態稱為「心理創傷」。有心理創傷的人，光是想起類似的失敗，大腦就會分泌壓力荷爾蒙。如此一來，就會變得更害怕受到傷害。

當大腦分泌壓力荷爾蒙的時候，杏仁核這個位置會呈現興奮狀態。

杏仁核是掌管不安、恐懼等情緒反應的部位，一旦杏仁核處於興奮狀態，人就會感到強烈的不安與恐懼。

在工作中，令人不安的情境（譬如說簡報）會一直重複出現。正因為感到不安與恐懼，所以更不想失敗。在這樣的心態下，下次又遇到類似情境時，就會引發緊張的情緒。

想要改善不安與緊張，重點在於平時就要保養大腦，儘可能療癒接收到壓力的大腦。

**由於杏仁核平時就很活躍，處於容易興奮的狀態，所以請每天執行「基礎呼吸」。趁睡前等零碎的時間做即可。**

每天都徹底從交感神經模式切換到副交感神經模式，把這件事當作日常的功課。持續下去，杏仁核就不會再繼續處於容易興奮的狀態了。

**我建議除了每天執行「基礎呼吸」，針對症狀本身的話，也推薦「放鬆呼吸」。**

譬如說，「一週後有會議」，光是想到這場會議就開始提早緊張。當你發現「啊，我又開始在意那場會議了」的時候，就使用緩解緊張的「放鬆呼吸」放鬆情緒與身心。

願你能不畏懼失敗，挑戰簡報。

希望這能成為你開始新挑戰的第一步。

# 在家辦公無法專注的時候

超呼吸法③戰鬥模式呼吸
超呼吸法④重置呼吸

Q2

在家工作的時候，一回神才發現自己又拖拖拉拉了。注意力很容易分散，無法提振精神。該怎麼做才能提升在家的工作效率呢？

A2

在開始工作前，先做超呼吸法③「戰鬥模式呼吸（P. 32）」讓大腦徹底動起來。想要重新找回專注力的時候，請試試看超呼吸法④「重置呼吸（P. 34）」。

因為二〇二〇年新冠疫情的關係，工作型態轉變，遠端工作盛行，在家工作的人數急速攀升。

然而，如同這位朋友所述，在家工作有其難處。

對我們來說，家是一個「放鬆的地方」，本來就是副交感神經容易處於優勢的地點。只要不是家人之間極度不合，或者是有什麼家庭問題，在家裡覺得放鬆、沒什麼緊張感是很正常的事情。

要在家裡繃緊神經工作本來就很難。

**因此建議在家開始工作前，做「戰鬥模式呼吸」，徹底讓大腦醒過來。**

透過刺激交感神經，激發幹勁的荷爾蒙——多巴胺，就能讓居家辦公變得更順利。

有人說居家辦公會因為太過放鬆而難以專注工作，不過問題不只如此。

長時間居家辦公，對大腦的刺激會變得非常少。如果不是居家辦公，就必須通勤。需要外出、搭乘電車、前往公司，和同事、上司、工作對象、商談對象見面或通電話。

大家可能會覺得這些都是小事，但是線上操作和實際見面的資訊量差距很大。

線上對話和實際見面的對話，活化大腦的程度完全不同。居家辦公只透過網路與人交流，不像實際見面那樣需要動用五感，光是這樣對大腦的刺激就會大幅減少。

大腦和肌肉一樣，只要不用就會衰退。

由於遠端工作普及，甚至可以預見未來會有更多人罹患阿茲海默症。

如果你覺得「自己專注力不夠」或者「為什麼我會這麼容易分心」，千萬不要責怪自己。

——因為這很正常。

大腦很容易覺得厭煩，據說大腦能持續專注的時間只有十五分鐘。

專注力用完大腦就會開始迷茫，這就是所謂的「思緒漫遊」，大腦會變得喜歡思考一些當下不需要做的事情。

**有必須馬上處理的工作，想要擺脫懶散的時候，請嘗試「重置呼吸」**。

重置呼吸是用在專注工作之後的呼吸法，有助於轉換心情。重置散漫的心情之後，再面對電腦吧！

## 陷入自責情緒的時候

### Q3

我覺得自己很沒用，工作上有很多東西學不會，而且還錯誤百出，一直在失敗。我每天都覺得很沮喪，思考自己怎麼會這麼失敗。這樣的我該怎麼辦才好呢？

### A3

我想推薦你做超呼吸法①「基礎呼吸（P. 28）」。不過，並非毫無想法地操作，而是確實將注意力放在呼吸上。

超呼吸法❶ **基礎呼吸**

工作上經常犯錯、失敗，會不會是因為你常常在發呆放空呢？說到發呆，大家可能會以為發呆表示什麼都沒想。但，事實上，你是否發現自己在思考一些看似不相干的事？

譬如說，在腦中不斷想著自己做什麼都不行。一直回想在職場上被上司責罵的情景，「明明不需要這麼兇啊……」類似這種被罵時的屈辱感，還會反覆想起過去發生的各種小事。陷入擔心、後悔等沮喪的心情之後，通常都會呈現「心不在焉」的發呆狀態。

**乍看之下，發呆像是什麼都沒想，但其實一直在想一些沒有經過整理的片段。這種時候大腦的預設模式網路（Default Mode Network）就會開始運轉。**

預設模式網路是大腦的迴路之一。如同自動駕駛中的汽車怠速（以最低速度運作）一樣，是一種大腦迴路保持運轉的狀態。

預設模式網路的運作，也是造成大腦疲勞的原因之一。在這條迴路運作期間，大腦會一直處於有壓力的狀態，呼吸變得又淺又急。這時候就會覺得，明明只是在發呆，卻感到非常疲倦。只要預設模式網路的狀態持續不變，大腦的表現就會越來越差。

在這種狀態下的你，需要「基礎呼吸」。

**請你確實把意識放在呼吸上，而非什麼都不想。**

鼻子吸氣，嘴巴吐氣，專注在呼吸這個行為本身。像這樣專注在呼吸上，就能掌控自律神經，提升呼吸品質。

只要有毅力地堅持做基礎呼吸，大腦就能從預設模式網路的「茫然狀態」，轉換到「認真專注」。

# 需要培養發想能力的時候

超呼吸法② 放鬆呼吸
超呼吸法⑨ 創意呼吸

Q4

**該怎麼做才能激發新想法呢？最近想不到新點子讓我很焦慮。**

A4

**想緩解大腦的緊張感，不妨嘗試超呼吸法②「放鬆呼吸（P.30）」。當你緩解緊張之後，可以同時搭配超呼吸法⑨「創意呼吸（P.44）」。**

我身為心理教練，處理過許多經營者的心理狀況。

說實話不少人的創造力都很低落，這恐怕是因為大多數人都有過勞的問題，使得大腦陷入極端疲勞的狀態。

大腦健康的時候人不容易感到疲勞。

小孩子都可以一直玩對吧，與其說小孩子的體力很好，不如說是因為他們的大腦不會疲累，所以孩子們總是充滿創意。

很遺憾的是，工作過度使得大腦陷入疲勞狀態時，不只降低ＩＱ（智商），也會降低ＥＱ（情商）。在這種狀態下，無法創造新的點子。

工作狂就是因為工作過度才會漸漸失去創造力。不過這些人之中，應該也有「有休假，懂得安排休息時間」的人吧，但還是會有即使休假了，仍然覺得疲勞的情況發生。

為什麼已經休息了，還是無法緩解疲勞呢？

Q3提到大腦的「預設模式網路」，有些人在假日大腦也呈現「預設模式網路」，如此一來，即便身體有休息，大腦也沒有停下來，因此越來越疲勞。

為了不要陷入這種狀態，之前就有提過，美國實業家賈伯斯會在工作空閒時保留正念冥想的時間，並且執行呼吸法。也就是說，**比起身體，他選擇讓大腦休息。**像這樣，不只讓身體休息，大腦休息也很重要。

**為了讓大腦休息，緩解緊張的「放鬆呼吸」最合適。**

**當大腦疲勞緩解之後，再搭配提升創造力的「創意呼吸」吧！**

# 嚴重失眠的時候

超呼吸法②放鬆呼吸
超呼吸法⑧安眠呼吸

## Q5

我很難入眠，睡不太著，好不容易睡著了又會做惡夢。該怎麼做才能熟睡呢？

## A5

要睡好覺，首先睡前一個小時不要把手機帶在身邊，這一點非常重要。此外，請試試看超呼吸法⑧「安眠呼吸（P. 42）」吧。我也建議在沐浴時做超呼吸法②「放鬆呼吸（P. 30）」。

睡不著的人，大多都處於交感神經優勢的狀態。

從白天到晚上的過程中，人體原本會從交感神經優勢切換成副交感神經優勢，讓人自然而然產生睡意，為睡眠做準備。然而，如同前幾篇提到的，現代人很難自然切換自律神經。

隨時帶著手機的習慣，讓人即便回到家，也無法充分放鬆，就是維持交感神經優勢的最大要因。**如果一直維持交感神經優勢的狀態，即便能入睡，也會呈現身體睡著、大腦醒著的狀態。**睡著的時候，如果大腦仍持續活動，就會做惡夢。

我經常聽五十幾歲的經營者提起類似的煩惱。在煩惱工作的狀態下睡著，就等於在大腦運作的狀態下睡眠。結果隔天醒來還是無法消除疲勞。

在疲勞困頓的狀態下工作也不會有什麼成果，引發惡性循環。而且呼吸會變得紊亂，當呼吸變得又淺又急，人就會更容易傾向交感神經優勢。

這樣的人，請嘗試「安眠呼吸」。

要睡好覺，首先睡前一小時不要把手機帶在身邊，這一點也非常重要。現在大家都手機不離身，不只會帶到床上，有些人連洗澡都會帶到浴室。手機是讓人處於交感神經優勢模式的強烈原因，所以睡前使用手機，會讓人更難熟睡。

除此之外，**晚上沐浴時，我也推薦在浴缸裡做「放鬆呼吸」**。泡澡水的溫度，建議在三十九～四十一度的微熱。過燙的熱水會讓交感神經處於優勢，造成反效果。浸泡在微熱的泡澡水中，閉上眼睛緩緩做腹式呼吸。

這就是超放鬆呼吸，當天晚上應該會比較容易入睡。

## 突然感到焦躁的時候

超呼吸法② **放鬆呼吸**

超呼吸法⑦ **息怒呼吸**

### Q6

我很容易覺得煩躁，會因為一點小事就生氣。我不喜歡這樣的自己，想要改變，可是我就是做不到。

### A6

請試試看超呼吸法⑦「息怒呼吸（P. 40）」。透過重複（4秒（吸氣）＋5秒（止息）＋6秒（吐氣）」，讓身心切換到副交感神經優勢模式。覺得止息很難受的人，可以做超呼吸法②「放鬆呼吸（P. 30）」。

當你覺得煩躁、憤怒的時候，即便一直告訴自己「不要生氣」、「不要煩躁」效果也很差。

因為人類的大腦不會接受否定型的句子。

現在請按照我說的做：「請不要想像一頭大象。」

怎麼樣？就算我已經說「不要」，你還是會想像一頭大象吧。

那麼你焦躁和憤怒的根源在哪裡呢？

其實就在腦部深處大腦邊緣系統上的杏仁核。

杏仁核是處理憤怒、不安、好惡、開不開心、恐懼等情緒反應的部位。感受到壓力的時候，杏仁核就會被活化，使得不安、不滿、憤怒、憎恨等負面情緒越演越烈。

容易因為一點小事就生氣、發火的人，可能是他的杏仁核處於興奮狀態，或者是杏仁核本來就容易活化。**杏仁核不接受語言上的命令，所以最好用呼吸來控制。**

當你感受到壓力，杏仁核處於興奮狀態的時候，人就會切換到交感神經優勢模式。因此，請嘗試能夠鎮定憤怒，讓副交感神經處於優勢的「息怒呼吸」。一旦副交感神經處於優勢，杏仁核就會回歸平靜。

不過在止息的時候，有人可能會覺得不舒服。因為在興奮狀態下，人的呼吸會變得又淺又急。想像換氣過度的狀態，就會比較容易懂了。

這樣的人我建議做緩解緊張感的「放鬆呼吸」。盡量放慢速度進行呼吸法，然後在心裡告訴自己「我現在很生氣」、「我現在很焦躁」。

不用刻意消除憤怒、焦躁的情緒。因為即便一直告訴自己不能生氣、不能煩躁也沒有用對吧？

**只要客觀地接受自己的狀況（正在生氣、煩躁）就好**。只要能夠客觀看待自己，就能漸漸回歸平靜。

# 無法消除疲勞的時候

超呼吸法⑤早安呼吸
超呼吸法⑥淋巴呼吸

## Q7

我好像有點過勞。要怎麼做才能消除疲勞呢？睡覺也無法消除疲勞，甚至從一大早就覺得精疲力竭。

## A7

請試著在睡前做超呼吸法⑥「淋巴呼吸（P. 38）」。促進血液循環，讓老廢物質排出身體之後，疲勞就會大幅改善。早上很難起床的人，可以先做完超呼吸法⑤「早安呼吸（P. 36）」再起床。

首先，最根本的，一大早就感到疲勞的人，都有共通的原因——因為血液循環不好。如果血液循環非常正常，身體應該不至於精疲力盡。

**最適合改善血液循環的呼吸法就是「淋巴呼吸」**。淋巴呼吸可以促進全身血液以及淋巴液的循環，讓血液循環到身體的每個角落，迅速回收老廢物質，有助於恢復疲勞。請務必在睡前嘗試淋巴呼吸。

一大早就覺得疲勞的人，就是在本來應該是副交感神經優勢的睡眠時間，也維持交感神經優勢。睡覺的時候，即便身體入眠，大腦還是保持清醒，這樣睡眠品質當然不會太好。

**透過淋巴呼吸，可以漸漸提升睡眠品質**。淋巴呼吸也能促進腸胃活動，提升代謝力。早上會水腫的人，也有消水腫、小臉的效果喔！

早上雖然已經醒了，但不想起床，還想在暖暖被窩裡賴床。有這種情況的人，請先做超呼吸法⑤「早安呼吸」再起床。

# 想要緩解嚴重便祕的時候

超呼吸法⑩

## 改善血液循環的反腹式呼吸

Q8

**我便祕很嚴重，公司的冷氣太冷讓我很難受，腸胃一直都很不舒服。有沒有能夠調整腸胃，讓身體變健康的方法呢？**

A8

**關於這樣的狀況，我想要推薦的是超呼吸法⑩「改善血液循環的反腹式呼吸（P.46）」。**

所謂的腹式呼吸，指的是吸氣的時候腹部膨脹，吐氣的時候腹部收縮的呼吸法，而反腹式呼吸則是相反的動作。吸氣的時候腹部收縮，吐氣時腹部膨脹。

**進行反腹式呼吸，必須徹底使用呼吸肌群（橫膈膜、肋間肌等），以及協助呼吸的呼吸輔助肌群（斜方肌、腹斜肌等），所以能夠改善全身的血液循環。**

請試著操作看看，身體應該會變得很溫暖。如此一來，代謝會變好，怕冷和水腫的情況都可以得到緩解，而且不容易發胖，能養成易瘦體質。

有部分女性一到兩週都沒有排便，有著嚴重的便祕，這時只要實踐反腹式呼吸，腸胃就能受到刺激，不但能活化腸胃功能，同時也有緩解便祕的功效。

反腹式呼吸是會徹底使用腹部肌群的呼吸法，會消耗和重訓同等的卡路里，只要徹底執行一定會很累。正因為如此，才非常有效！

# 有點憂鬱、失去幹勁的時候

超呼吸法③戰鬥模式呼吸

Q9

工作和私生活都很無趣。一想到每天都要重複這種無聊的日子，我就覺得很不安……。

A9

請養成習慣，每天早上起床就先反覆做超呼吸法③「戰鬥模式呼吸（P.32）」。

人會覺得每天都很無趣的一大原因就是自律神經失調。

因為過勞、壓力等各種原因造成自律神經紊亂，會讓調節身心狀況的各種荷爾蒙分泌失調。

尤其要注意的是帶來幹勁的荷爾蒙——多巴胺。多巴胺分泌不足，人就會變得懶散、毫無精神。**為了促進多巴胺分泌，請試試看讓交感神經保持優勢的「戰鬥模式呼吸」**。

目前已知發生好事，或者達成某種目標的時候，身體容易分泌多巴胺。因此若是在工作等場合感到疲憊時，除了進行呼吸法，**我建議還可以設定一個有可能達成的小目標**。

譬如說：

目標：每天洗完澡就伸展五分鐘（第5章有建議的伸展方式），而且要持續一個星期。

重要的是接下來的部分——

達成的話：「買名店的熱賣產品！」

達成的目標和「　」中的內容填什麼都可以。不見得是伸展，可以設定對自己來說有興趣、感覺有趣的事情。

設定一個只要稍微努力一點就能達成的目標，而且給自己能實現的獎勵。

光是想到這裡，應該就能提起一些幹勁了吧。

在達成幾個小目標的過程中，應該會漸漸對生活重新燃起活力。

# 人際關係不順利的時候

超呼吸法❷ 放鬆呼吸

Q10

我在職場上的人際關係不太融洽，其實我不擅長和現在的上司相處，總覺得我們合不來。在上司面前我會緊張，到底該怎麼做才能和上司和平相處呢？

A10

面對自己不擅長相處的人時，很容易會繃緊神經而有反抗的心態，這會讓關係更加惡化。為了聽進對方說的話，必須先放鬆緊張的心情。在面對上司之前，請試著做超呼吸法②「放鬆呼吸（P.30）」。

在職場上，面對不擅長應對的上司時，你一定是呈現交感神經優勢的模式。你越覺得不知道該怎麼和這位上司相處，交感神經就會越緊張，呼吸也會變得又亂又快對吧？

因為這樣，你的眼界會變狹隘，無法冷靜而且焦躁，沒有辦法說出什麼機靈的話，不僅如此，還會因為太緊張說出一些白目的話。

一旦交感神經過度處於優勢，IQ和EQ都會降低。

IQ是「智商」，EQ則是「情商」，以這個狀況來說，用「察言觀色的能力」來講會比較容易理解。在交感神經過度優勢的影響下，你和他人交流的能力就會降低。

為了改善人際關係，首先要調整自己的狀態，這一點很重要。

在大腦缺氧的狀態下，不會有好事發生。

**執行「放鬆呼吸」時的重點在於專注在呼吸上，而非想著和上司有關的事情。**透過專注在吸氣、吐氣上，心情就會漸漸得到調整，人也會變得冷靜。

在平靜的狀態下和他人往來，就是人際關係圓滑的大原則。

只要能夠順暢地從交感神經優勢切換到副交感神經優勢模式，事情就會比你想得順利。

反之，從上司的角度來說，我經常被問到和下屬溝通的問題。譬如說「下屬很難栽培」、「我們公司的離職率很高……」等。希望下屬不要離職、想好好栽培後進……像這種管理方面的訣竅其實也在「放鬆呼吸」。

身為上司的你，最應該做的事情就是要先讓自己冷靜下來。大多數的情況是下屬在上司面前會感到緊張。也就是說，他們會呈現交感神經優勢的狀態。

**能夠將交感神經處於優勢的下屬，引導至副交感神經優勢，才是優秀的管理者。**

有一種心理現象叫做鏡像效應。對方說話很快的時候，你會發現自己也被對方影響，說話速度跟著變快。鏡像效應指的就是這種，像鏡子般反射行為與情緒的現象。

如果上司很焦躁，下屬也會跟著焦躁。上司一旦激動，下屬也會跟著鏡射。

因此，身為上司的你，最應該做的事情就是先讓自己冷靜下來。

先用緩解緊張的「放鬆呼吸」，讓情緒冷靜吧。

如此一來，上司的副交感神經優勢模式就會反射在下屬身上，讓現場的氛圍不再緊繃。上司能夠像這樣保持平靜，一定就能創造讓下屬發揮最佳實力的環境。

# 第3章

# 大腦功能顯著提升！超呼吸法的機制

# 超呼吸法如何鍛鍊大腦？

**來談談第3章的內容概要**

❶為什麼現代有很多人因為大腦缺氧感到困擾？
❷當大腦功能減弱，大腦內部會發生什麼事？
❸超呼吸法如何改善大腦功能減弱？
❹透過超呼吸法鍛鍊大腦會有什麼結果？

我會按照這個順序，詳細說明大腦功能，並且解釋本書提出的超呼吸法，能夠從哪些方面提升大腦功能。

首先，來談腦缺氧的問題。一位成年男性（體重七十kg、體脂肪二十%）的大腦重量約為一．四kg，這只占體重的大約二%。然而，大腦消耗的能量占身體總量的二十%左右。因此，為了讓大腦順暢運轉，就需要大量氧氣。

大腦不像肌肉，可以把氧氣貯存起來，身體提供多少氧氣就會當場用完。正因為如此，當心跳停止，氧氣無法送到大腦的時候，大腦功能就會停止，立刻陷入意識不清的假死狀態。

## 大腦對缺氧就是這麼敏感，禁不起缺氧的折磨。

大腦在現代社會中，經常會面臨缺氧的危機。為了讓大腦活力充沛地運轉，身體必須提供充足的氧氣給大腦，但是我們會因為各種情況，無法提供足夠的氧氣。這部分在接下來的篇章會詳細說明。

# 大腦呈現缺氧狀態的四大原因

**引起大腦缺氧的四大原因**

1. 姿勢不良
2. 呼吸肌群肌力不足
3. 戴口罩引起的缺氧
4. 壓力引起的自律神經失調

我們先來確認呼吸是什麼樣的運動吧。

呼吸是空氣進出肺部肺泡的一種運動。但是，肺部不是由肌肉組成，平時感覺很自然地呼吸，並不是靠肺部自己的力量膨脹收縮。

呼吸是靠由骨骼與肌肉所組成，環繞肺部的「胸廓」運動來執行。與呼吸相關的肌肉（呼吸肌群與輔助肌群）有很多，這些肌肉都會幫助我們呼吸。

最具代表性的肌肉就是「橫膈膜」與「（外）肋間肌」。

橫膈膜雖然有一個「膜」字，但卻是貨真價實的肌肉。這是一塊位於胸廓下方的拱型肌肉，收縮的時候能擴張胸腔吸進空氣，膨脹的時候胸腔變窄就能排出空氣。**透過胸廓內部的壓力變化，呼吸才能成立。**

問題是現代社會有很多狀況會限制胸廓的活動。

## 第一、姿勢不良

每天使用電腦、手機好幾個小時，會讓我們的姿勢嚴重惡化。尤其是手機，大家應該都心裡有數，滑手機的時候通常都會呈現駝背、烏龜頸、圓肩的姿勢。像這樣彎腰駝背的狀態，會壓迫胸廓（以及內部的肺臟），橫膈膜的活動度也會變差。

如此一來就無法吸入大量氧氣。

吸入的氧氣大幅下降，只有部分肺臟能吸收氧氣，那從肺臟輸送到全身的血液含氧量也會變少。其中受損最嚴重的就是對缺氧敏感的大腦。

## 第二、呼吸肌群肌力不足

再者是疫情之後大家都待在家裡，而且工作也轉為遠距辦公，通勤到公司也是很寶貴的運動機會，隨著通勤次數大幅減少，很多人都有運動量不足的問題。如果沒有定時去健身房刻意運動，即便是年輕人也有可能出現肌力不足的問題。缺乏使用的肌肉，會因為廢用性萎縮變得越來越弱。

就像不走路腿力就會越來越差一樣，如果一直用不良姿勢生活，沒有落實深呼吸，那呼吸肌群就會因為不常使用而變得僵硬、衰弱。

不只橫膈膜與肋間肌，只要輔助呼吸的肌群變弱，就無法吸入大量氧氣。

## 第三、因為疫情的關係，也產生口罩缺氧的問題

戴著口罩不只呼吸變困難而已。戴口罩的時候，自己吐出的氣息會留在口罩內，身體也會把這些空氣吸回體內。如此一來，進入身體的空氣就會含有大量的二氧化碳。也就是說，現在有很多人的體內都呈現二氧化碳過多的狀態。

二氧化碳是使大腦血管擴張原因之一。口罩缺氧不只讓大腦處於缺氧狀態，腦部的血管還會因為二氧化碳擴張，有可能引發偏頭痛。

## 第四，壓力也是腦缺氧的原因之一

當我們感到壓力的時候，你會發現呼吸變淺。這是因為承受壓力的時候，身會呈現交感神經優勢模式。壓力越強，呼吸就會變得越淺越急，接著就會引發腦缺氧。

氧氣如果無法充分送至大腦細胞，在氧氣不足的狀態下，大腦很快就會疲勞，導致大腦功能減弱，像是專注力、思考力、記憶力都會降低。

因為腦缺氧所導致的大腦疲勞會引發諸多症狀。如同之前提到的，也會引起「經常粗心大意」、「閱讀資料但無法吸收內容」、「無法深入思考事情」、「容易哭泣」、「味覺障礙（嚐不出味道）」、「攝食障礙（過食或厭食）」等問題。

# 多工處理會引起大腦疲勞以及記憶力減弱

前面的篇章已經談過腦缺氧的問題了，不過，造成大腦功能減弱的原因不只有腦缺氧而已，比如上一篇所提到的壓力。壓力不只會導致腦缺氧，壓力本身就會對大腦造成直接的影響，導致大腦功能減弱。除此之外，同時做很多事情的多工處理以及思緒漫遊等問題，也和大腦功能減弱有密切關係。

那麼這些因素會對大腦功能造成什麼影響呢？我們一起來看看吧。

首先是多工問題

各位應該每天都會一邊看電視一邊玩手機，或者一邊用電腦一邊玩手機吧。而且，手機之中還會開啟各種應用程式，例如收發電子郵件等，同時接收大量資訊。

多工處理是我們為了追上快速資訊化的社會，所採取的不得已手段。但大腦原本的設定是喜歡做單純的事情。因此，當你越多工大腦就越疲勞。不僅如此，大腦每天都要持續接收大量的資訊，這對大腦而言是很沉重的負擔。

當你花很多時間處理大量資訊，大腦就會陷入疲勞，導致資訊處理的功能減弱。**因為疲勞引發功能減弱的位置就在大腦的「前額葉皮質（Prefrontal cortex）」。**

前額葉皮質占大腦皮質前的三分之一，負責掌控大腦整體活動。像是專注力、判斷力、思考力等大家耳熟能詳的大腦功能，都是因為前額葉皮質努力工作，才能發揮力量。

然而，**因為大腦疲勞導致前額葉皮質的功能減弱，「工作記憶」這項大腦功能就會受到影響。**

大腦有兩種記憶方式。一種是工作記憶，可以暫時記憶、保存最近的資訊；另一種是長期記憶，用以長期保存並處理資訊。

工作記憶可以從暫時保存的資訊中找出必要的資訊，幫助決定事情的優先順序或者是同時進行。

大腦疲勞的結果會導致工作記憶的機能減弱，使得工作效率變差，無法立刻判斷，也沒辦法同時做很多事。甚至有可能會「無法理解文章的意義」、「無法和他人對話」。

# 以大腦功能分析粗心大意的原因

我們生活在各種壓力之中，這些壓力對大腦有莫大的影響。我們一起來看看，當人感受到強烈壓力的時候，大腦會發生什麼事吧。

雖然之前已經提到過很多次，不過這裡我會先把幾個相關的大腦器官功能做彙整。

當人感受到強烈壓力的時候，首先會抑制前額葉皮質的活動，然後活化位於大腦邊緣系統上的「杏仁核」。

杏仁核是處理好惡、開不開心、安全或危險等本能情緒反應的部位。如果持續感受到壓力，杏仁核就會越來越大，前額葉皮質神經細胞則會漸漸萎縮。

杏仁核一旦活化，腎上腺就會分泌壓力荷爾蒙——皮質醇。

壓力對大腦的海馬迴也有很大的影響。海馬迴是一個與我們記憶、情緒高度相關的器官。曾有調查發現，憂鬱症、PTSD（創傷後壓力症候群）患者的大腦，他們的海馬迴都呈現萎縮狀態。

為什麼海馬迴會萎縮呢？

壓力導致杏仁核活化，身體就會開始分泌皮質醇。而海馬迴是皮質醇的受體，所以會受到這種荷爾蒙的強烈影響。

如果時間不長倒是沒什麼問題，但是**長期感受到壓力的話，身體持續分泌皮質醇，會傷害身為受體的海馬迴，進而導致海馬迴萎縮**。最後甚至會引起憂鬱症或者近似憂鬱的症狀。

如果憂鬱或者近似憂鬱的狀態持續下去，工作上就會錯誤百出。**因為海馬迴是保存短期記憶的地方，所以當人感受到壓力時就容易犯錯**。譬如說會出現不記得對方交代過的事情，或者無法替工作安排優先順序等情況。

慢性壓力會導致海馬迴萎縮、杏仁核變大，使得不安與恐懼被放大，應該控制這些情緒的前額葉皮質的功能也會減弱。

這樣的狀態持續下去，不只憂鬱，自我肯定感也會大幅降低。

## 單純發呆的思緒漫遊也會造成疲勞

大腦疲勞的時候就需要休息。然而，覺得自己在休息，但其實沒有休息到的情況很常見。

譬如說第2章也出現幾個類似的狀況，當我們在某件事情上遭遇失敗，之後就會一直不斷回想，或者是即便目光放在未來，也會在內心擔憂「這次會不會又失敗了」。

人往往會讓專注力遠離當下，想著過去和未來的事情。

**沒辦法專注當下或者現在應該做的事情，一直心不在焉。這樣的狀況就叫做思緒漫遊。**

思緒漫遊指的是心不在焉、東想西想，呈現心情煩躁的狀態。只是沉溺在煩躁的情緒中，是不可能想出什麼解決方法。一直胡思亂想下去，大腦只會精疲力盡。而且想法會變得很負面，大腦的生產力會大幅下降。

難得休假，在家發呆一整天，結果一回過神發現自己非常疲累。你也有這樣的經驗嗎？

毫無生產力的思緒漫遊，會直接連結到預設模式網路。

第2章也有提到過預設模式網路，我在這裡會再更詳細地說明。

大腦迴路由預設模式網路、前額葉皮質、後扣帶皮層、頂下小葉等部位所構成。在你什麼都沒想的時候，這條迴路就像汽車怠速一樣持續運作。

汽車引擎如果完全關掉，之後若想再次發動就需要時間，而在怠速狀態下，只要踩油門就能前進。這種模式是為了讓人在遇到危機時能夠立刻反應。

如同第2章的案例，這種預設模式網路會讓人思考一些不必要的事情，導致很多人因此感到疲憊。但另一方面，預設模式網路有其他功用。下意識啟動這種模式思考，就能幫助大腦「整理雜亂且大量資訊」、「產生靈感」，有加分功效。

很遺憾的是，按照現狀來看，發呆的這段時間大多數人只會感到疲勞。正因為如此，超呼吸法才能派上用場。

**大腦功能減弱的各種原因・總結**

1. 姿勢不良等原因引發的腦缺氧。
2. 資訊過多（多工處理等）引發的腦疲勞。
3. 壓力引起的杏仁核暴走與海馬迴萎縮。
4. 思緒漫遊引發的腦疲勞。

## 消除腦缺氧、腦疲勞的超呼吸法

接著我們來思考每種原因的對策。

### 第一，腦缺氧引起的大腦功能減弱

這樣的狀況當然要以補充氧氣為第一要務。這就像是我們待在一個關上門窗又開暖爐的房間，頭開始痛起來的話，只要馬上開窗就好。

以「基礎呼吸」為首的各種超呼吸法可以有效解決腦缺氧的問題，應該已經不需要我再贅述。

只要以腹式呼吸搭配深長的吐氣，就能讓副交感神經處於優勢。如此一來，大量的氧氣就會被帶入體內，也能傳送至大腦，因為腦缺氧引起的各種症狀就能獲得改善。

## 第二，資訊過多引發的腦疲勞

因為腦疲勞導致前額葉皮質效率降低的時候，會使得自律神經失調，交感神經處於優勢。我們可以透過呼吸法，修正偏向交感神經優勢的身心。

「基礎呼吸」就很有效，不過如果要選擇其他的呼吸法，我也推薦「安眠呼吸」。安眠呼吸需要儘可能拉長吐氣時間，藉此把副交感神經拉回優勢。

當然，安眠呼吸能夠讓身體獲得優良的睡眠品質，為疲憊的大腦帶來休息的時光。

## 第三，壓力引起的杏仁核肥大、海馬迴萎縮

壓力導致交感神經處於優勢時，呼吸會變得又淺又急。

首先，我推薦使用「基礎呼吸」、「放鬆呼吸」。一邊引導副交感神經回到

優勢，一邊持續深長的呼吸。覺得自己壓力很大的人，在做呼吸法的時候一定要把意識放在自己的呼吸上，這一點非常重要。

經過臨床研究，「正念冥想」的功效已被證實。如同第1章的說明，超呼吸法就是參考正念呼吸冥想所設計出來的，因此可以達到相同的功效。

## 靠呼吸抑制海馬迴的萎縮

二〇一〇年，美國麻省總醫院進行了一項研究。這項研究由哈佛大學的薩拉教授（Dr Sara Lazar）主導，主題是正念冥想對大腦（尤其是杏仁核與海馬迴）的影響。

實驗將三十三名受測者分成兩組，其中一組要每天正念冥想四十五分鐘持續八週，另一組則不需要特別做什麼事。

結果，沒做什麼事的那一組，杏仁核和海馬迴沒有任何變化；另一方面，正念冥想的那一組，海馬迴的灰質增加了五％，而杏仁核的容積減少五％。

正念冥想就是「專注呼吸、調整心靈的方法」。

我自己是正念冥想的認證講師，指導過許多企業家和運動員，所以每天都在見證正念冥想對好多人帶來的功效。這些功效透過研究已經得到證實。

本書介紹的「基礎呼吸」，基本上呼吸的長度、深度、節奏都和正念冥想一樣。因此，只要能進行基礎呼吸，就能抑制杏仁核的亢奮，讓萎縮的海馬迴復原。

**透過執行呼吸法，讓海馬迴變大，也能間接提升記憶力和學習能力。**

如果能控制杏仁核的暴走，就能連帶促使前額葉皮質恢復機能，可望提升工作效率以及判斷力，讓人迅速做出正確的選擇。

## 讓大腦從茫然轉換到認真專注的模式

關於思緒漫遊、預設模式網路造成的腦疲勞，呼吸法也能發揮功效。

當人在思緒漫遊的時候，呼吸會變淺。這明顯處於交感神經過度優勢的狀態，因此使用將副交感神經導向優勢的呼吸最有效果。

目前也有報告提出實證。二〇一六年，美國的卡內基梅隆大學團隊進行的研究中，讓受試者在三天內密集執行正念冥想，直到實驗兩週後，大腦的 DLPFC 活動量增加了三倍。

DLPFC 就是「背外側前額葉」，屬於前額葉皮質的一部分。具有做決定、理性思考、抑制情緒等各種功能。

前額葉皮質又被稱為「大腦的指揮塔」，而 DLPFC 又是前額葉皮質的指揮塔。**透過呼吸法活化 DLPFC，就能控制思緒漫遊，幫助減緩腦疲勞與壓力。**

利用呼吸法把意識集中在呼吸上，反覆呼吸調節身心，可以為我們帶來莫大好處。熟練超呼吸法，就能夠讓一直在思緒漫遊、一片混沌的大腦，轉變成「認真專注的大腦」。

這種時候，即便是在預設模式網路，也能從疲勞的怠速狀態，轉換成在潛意識就能整理資訊、培養靈感的積極狀態。

如書名所示，透過呼吸法就能「鍛鍊大腦」。

# 提升EQ潤滑人際關係的效果

因為腦缺氧、資訊過多、壓力，導致大腦功能減弱時，IQ（智商）和EQ（情商）也會同時下降。

IQ是大家都很熟悉的詞彙，這是將人類智慧數值化的結果，全稱為「Intelligence Quotient」。不只IQ會因為壓力等原因而有明顯下降，EQ也會一起跟著降低。

EQ又稱為情商，是測定「EI（Emotional Intelligence）」的指標。「情商」，可以理解為「管理、應用情緒的能力」。EQ本身與大腦的各種功能緊密相關，EQ高的人通常人際關係較好，也不容易闖禍。

EQ高的人懂得體貼別人、同理心強、溝通能力好，具有管理、傾聽的能力，為人坦率堅強。

當人感受到壓力的時候，這些對人類來說非常寶貴的能力就可能會下降。仔細想想應該就能明白，如果自己本來就有問題，不知所措的時候（杏仁核活化的時候），人便失去體諒對方心情的餘裕。正因為如此，在這種無法冷靜的狀態下，當然很難維持與他人之間圓融的人際關係。

而且這種時候呼吸都會變得紊亂，顯得又淺又急；反之，當呼吸穩定之後，精神上也會漸漸冷靜。

換句話說，只要呼吸穩定，就能帶給人安心感。

**你如果能夠藉由呼吸法冷靜下來，這份沉穩一定也能傳達給對方。**對方會因此對你有好印象，對話和人際關係就會自然而然建立起來，形成一個正面的循環。

EQ就是這麼重要的能力，在日常中的每個場景都能應用。而呼吸法就是培養ＥＱ的方法。透過調整呼吸，ＥＱ得以提升，人際關係也會變得圓滑。

除此之外，超呼吸法可以持續將大量氧氣傳送至大腦，防止大腦功能減弱。而且能夠讓大腦從壓力等負面影響中解脫，從「茫然的大腦」轉變成「認真專注的大腦」，提升大腦的表現。

資訊處理速度加快，短期記憶、注意力、專注力、判斷力提升，人際關係變好，更有創造力……。

超呼吸法真的是地表最強的方法！

第4章

# 自律神經・荷爾蒙・淋巴，維持最佳狀態！

# 交感神經是油門，副交感神經是剎車

前文已經多次提到過自律神經，在本篇將針對自律神經的功能做一個總整理。同時也會把焦點放在自律神經與荷爾蒙、呼吸之間的關聯。尤其會著重以下三種荷爾蒙。

- **多巴胺**
- **血清素**
- **催產素**

這三種都是具有「讓人幸福」功效的荷爾蒙，但是三者的運作機制不同。

除非身體狀況不好，否則人體的溫度會穩定保持在三十六～三十七度的範圍內。體內環境會為了維持在穩定的狀態而隨時調整，這就是所謂的「恆常性（體內平衡）」。自律神經就是為了保持體內平衡而運作。

**交感神經是油門，副交感神經是剎車，兩者像翹翹板一樣取得平衡，保持身體在最佳狀態。**

譬如說，在遠古時代，面對狩獵和戰鬥或者被大型野獸襲擊等性命交關的時候，負責踩油門的交感神經就會瞬間活化，以便應對這種狀況。

交感神經處於優勢的時候，呼吸會加速、心跳變快、血管收縮、血壓上升，瞳孔收縮、骨骼肌繃緊，身體會開始發汗，消化功能會被抑制。

這些反應都是為了準備戰鬥或逃亡。當身體感受到危機的時候，杏仁核就會活化，把資訊傳達到大腦下視丘的自律神經。接著，腎上腺也會收到指令。腎上腺會分泌皮質醇、腎上腺素、去甲腎上腺素等荷爾蒙，這些腎上腺素會主宰身體，讓我們隨時能夠切換成戰鬥或逃亡模式。

然而，這種緊張狀態無法長久持續下去。緊繃到某種程度之後，活動性就會下降，必須切換成恢復模式。這時候就是由踩剎車的副交感神經負責。

副交感神經會讓身體各部位的活動度降低，讓身體進入恢復、修復的狀態以備下次的活動。用餐或睡眠的時候，都是副交感神經處於優勢，以身體復原為優先。

因此，當副交感神經處於優勢的時候，呼吸會變和緩，心跳變慢、血管擴張、血壓下降、瞳孔放大、骨骼肌放鬆、發汗減少，消化道也會開始活動。

自律神經必須在交感神經和副交感神經保持平衡的狀態下才能正常運行，但很遺憾的是，現代很多人都呈現失衡狀態。

# 增加幹勁的荷爾蒙——多巴胺

多巴胺是一種可以增加幹勁的荷爾蒙，當人處於活動狀態，也就是說交感神經優勢的時候會分泌多巴胺。

**適度分泌多巴胺有以下效果**

- 專注力高
- 學習能力、工作效率強
- 對所有事情都積極樂觀
- 容易感受成就感、快感、喜悅等正向情緒

## 反之，多巴胺分泌不足會出現以下現象

- 無法集中精神
- 失去幹勁
- 記憶力、工作效率降低
- 漠不關心、沒有感動
- 幸福感低落

當這些症狀很明顯的時候，就表示副交感神經處於優勢，應該會覺得身體很疲憊。**這種時候就可以透過「戰鬥模式呼吸」等促使交感神經回到優勢的呼吸法，讓身體分泌多巴胺。**

另外，目前已知多巴胺可以讓人對未來產生期待，覺得會有好事發生。如果想要促進多巴胺分泌，就可以仿效第2章提到的，設定一個計畫或目標，讓自己有動力行動，這樣的方式最理想。

不過，多巴胺也不是越多越好。如果分泌過度，就會產生其他問題。

我指導過許多經營者，其中有很多經營者都是超交感神經優勢，屬於多巴胺分泌過量的類型。多巴胺可以讓人產生強大的衝勁。這會變成活力的來源，同時也是推動工作的力量，的確是不可否認的事實。

但是，並非只有好的一面。

多巴胺分泌過剩的人，會無法確實感受到壓力，也就是明明有壓力，自己卻不知道。他們對痛覺也很遲鈍，像是肩膀很僵硬，但當事人卻往往沒有察覺。

如果一直置之不理，最壞的情況就會放任壓力或過勞弄壞自己的身體。

這種人在病倒之前，一定要使用呼吸法讓副交感神經回到優勢。持續做引導副交感神經的呼吸法，就會發現，自己身體的某個部位，其實正隱隱作痛著。

## 多巴胺・總結

- 透過交感神經優勢的呼吸法可以促使多巴胺分泌，建議使用「戰鬥模式呼吸」、「重置呼吸」、「早安呼吸」。
- 執行超呼吸法時最好可以同時訂定計畫或目標。
- 多巴胺分泌過剩的人要注意身體狀況。使用副交感神經優勢的呼吸來調整，推薦用「基礎呼吸」、「安眠呼吸」。

# 調整心理平衡的幸福荷爾蒙——血清素

「血清素」又有「幸福荷爾蒙」之稱。它是一種能調整心靈平衡的腦內物質，具有穩定精神與身體，使我們更容易感受幸福的作用。

**適度分泌血清素有以下的效果**

- 抗壓
- 減少情緒波動
- 讓早晨起床神清氣爽
- 對事物積極樂觀

- 增強大腦的反應能力
- 提升直覺能力

## 反之，血清素不足會出現以下現象

- 專注力下降
- 沒有幹勁
- 容易焦慮、易怒
- 不容易入睡甚至失眠
- 容易沮喪、憂鬱

實際上資料也顯示，憂鬱症患者的血清素濃度較低。另外，血清素是製造掌控睡眠的褪黑激素之原料，所以也有提升睡眠品質的功效。

最重要的是，血清素具有調整交感神經與副交感神經之自律神經平衡的功能。血清素可以抑制多巴胺與腎上腺素等荷爾蒙暴走，維持自律神經平衡，保持精神穩定。再搭配上超呼吸法消除腦缺氧與腦疲勞的功效，有助於改善憂鬱、味覺障礙、攝食障礙。

一般來說，只要過著規律的生活，早上曬曬太陽，從事舞蹈或慢跑等運動就可以增加血清素。但是不少商務人士因為被工作追著跑，所以作息不規律，又長時間使用手機、電腦，再加上運動不足，等回過神來，已經呈現血清素不足的狀態了。

上一篇有提到，只要透過呼吸法改變自律神經的平衡，就能促進多巴胺分泌。換句話說，多巴胺是一種會受到自律神經影響的荷爾蒙。另一方面，血清素可以抑制多巴胺分泌過剩，是對自律神經本身有作用的荷爾蒙。

這兩種荷爾蒙的運作方式截然不同。

那麼該怎麼做才能增加血清素的分泌呢？

其實，血清素的分泌也和呼吸密切相關。

血清素有大約九十%在腸道（小腸）產生，然後透過血管傳送至大腦。腸道與大腦密切相關，這叫做「腸腦連結」，**想要增加血清素，最重要的是調整腸道。執行「淋巴呼吸」能夠讓腸胃的狀況變好，所以也能幫助產生血清素。**

除了透過改善腸道環境增加血清素分泌，我們也能透過呼吸法直接增加血清素。血清素研究先驅——東邦大學榮譽教授有田秀穗博士，曾提出用「節奏運動」來增加血清素。所謂的節奏運動，就是不斷重複固定節奏的運動，譬如健走、慢跑、冥想都是代表性的運動。

**其中，冥想時的呼吸法（腹式呼吸），透過有節奏地讓腹部膨脹或收縮，就能提升血液中的血清素濃度。**有田博士已經在實驗中證實這個方法的效果（詳見《重整自律神經的曬太陽法》有田秀穗著，山與溪谷社出版）[*3]。

從這些佐證可知，只要按照固定的節奏進行腹式呼吸，例如進行本書中的「基礎呼吸」等呼吸法，就能幫助提升血液中的血清素濃度。

## 血清素．總結

- 血清素能調整自律神經本身，對穩定精神有所貢獻。
- 血清素大多在腸道產生，所以推薦能有效活化腸道的「淋巴呼吸」。
- 想增加血清素分泌也推薦執行「基礎呼吸」、「安眠呼吸」、「改善血液循環的反腹式呼吸」。

*3：暫譯，目前無中文版，原書名為《自律神経をリセットする太陽の浴び方》。

# 愛情荷爾蒙——催產素
# 有助於維持人際關係

有「愛情荷爾蒙」之稱的「催產素」，原本是以在分娩、照顧嬰兒時會分泌的物質聞名。

催產素會在分娩時分泌，讓子宮收縮幫助分娩，還有餵母乳時媽媽也會分泌催產素。這些都是以往就知道的資訊，過去催產素甚至被稱為「媽媽荷爾蒙」。

在後來的研究中發現，催產素還有很多優秀的功能。

## 適度分泌催產素有以下效果

- 提升幸福感

- 抗壓力
- 減輕不安與恐懼的心情
- 提升對他人的信賴
- 提升社交性．增強學習慾望與記憶力

可是說是好處多多。

**反之，催產素不足會出現以下現象**

- 容易焦慮
- 同理心減弱
- 無法相信別人
- 缺乏協調性
- 記憶力減退

這些負面的現象會越來越明顯。

催產素分泌之後，就會產生想要建構親密關係的心情，因此在職場上也有助於溝通。

那麼，我們該怎麼增加催產素呢？

催產素是與他人交流才會產生的荷爾蒙，尤其是當發生各種肢體接觸或者人與人之間親密的溝通，催產素就會分泌。

除了與人肢體接觸之外，與家人團聚，和朋友吃飯聊天，和寵物玩在一起都能促使催產素分泌。送人禮物、親切待人、幫助他人，這些行為也會讓體內的催產素增加。

單獨執行呼吸法，對催產素的分泌並沒有直接的影響；但若是和家人或者伴侶一起進行呼吸法，事情就不一樣了。

**我會建議離職率高的公司，經營者要撥出時間和員工一起執行呼吸法。**透過分泌催產素，讓員工之間的親密度提升，人際關係就會變得比較和諧。

**我尤其推薦搭配第5章所介紹的呼吸肌群伸展一起進行呼吸法。**進行這些伸展動作時員工可以互相幫忙。也就是說，伸展還具備了肢體接觸這項促使催產素分泌的有力因素。

其實我們健身房這個產業離職率是出了名的高，大家都會很輕易地決定辭職。然而在我的個人健身房從來沒有員工離職。我可以很驕傲地說，這是因為有呼吸法的緣故。

## 催產素・總結

- 和家人或伴侶一起執行呼吸法，能夠有效促使催產素分泌。
- 與伴侶一起做十秒鐘的呼吸肌群伸展，透過肢體接觸也能促使催產素分泌。

## 什麼是關根式戰鬥模式呼吸？

本篇算是呼吸法的應用篇，和大家談談我自己應用的方法。

這是我自己在自由搏擊賽前會使用的呼吸法。

一般來說，比賽開始前最需要做的就是超呼吸法③「戰鬥模式呼吸」，因為這種呼吸法可以提升肌肉瞬間的爆發力。

**戰鬥模式呼吸：【4秒（吸氣）＋4秒（吐氣）】×5次**

透過這個做法讓交感神經處於優勢，提升肌肉的緊繃感，增強自己的力量。

如果我是戰鬥型的選手，這樣其實就已經夠了。天才型的選手，越是讓交感神經處於優勢，就越能發揮超過百分之百的潛力。

然而，我以前是拳擊型選手。拳擊型選手基本上會在遠距至中距之間，和對手反覆拉開距離或靠近，藉此維持攻守平衡。這種戰鬥方法，大腦必須保持冷靜。一邊客觀看待自己與對手，一邊冷靜沉著地思考戰略，同時也要保持肌肉有一定程度的瞬間爆發力。

因此，我的自創呼吸法就此誕生：

**關根式戰鬥模式呼吸：**

**【4秒（吸氣）＋4秒（吐氣）】×5次**

**＋**

**【4秒（吸氣）＋8秒（吐氣）】×5次**

一開始先用戰鬥模式呼吸提升肌肉強度，之後再加入拉長吐氣時間的「放鬆呼吸」，讓自己能一直保持在冷靜沉著的狀態。

**呼吸法可以像這樣配合用途與目的，自由地搭配組合。**

各位如果已經學會基礎呼吸，一定要試試看創造出自己的組合。

不要用哪個好哪個壞的角度，來看待交感神經和副交感神經這兩套系統，巧妙地切換，按照當下情境讓自己發揮最佳表現就好。

相信本書中的各種呼吸法，能幫助各位做到這一點。

# 缺氧的時候，微血管會發生什麼事？

最後來談談呼吸與身體狀況之間的關聯吧。

不斷反覆做基礎呼吸或淋巴呼吸，就會讓平時又淺又急的呼吸變得越來越深長。只要這種呼吸方式成為習慣，肺就能夠吸入大量氧氣，讓血液中的含氧量增加。

而且，透過不斷深呼吸（腹式呼吸），血液循環會得到大幅改善，含有大量氧氣的血液就能傳送到身體的每個角落。

這和呼吸又淺又急的狀態截然不同。又淺又急的呼吸會讓進入肺部的氧氣減少，缺氧就會對大腦產生莫大損害。

血管可以大致分成「動脈」、「靜脈」、「微血管」三種。

其實，全身有九十九%的血管是微血管。人體的微血管如果連接在一起，據說長度可達十公里。

微血管存在於動脈與靜脈之間。從心臟送出的血液，會帶著氧氣和營養素朝動脈移動，然後進入微血管。微血管提供每個細胞氧氣與營養，然後回收二氧化碳與老廢物質之後，透過靜脈回到心臟。

**呼吸變淺，交感神經處於優勢的時候，血液循環會變差，微血管便無法獲得充足的血液，而且老廢物質也會無法徹底排出。於是，人會變得容易疲勞。**

這種狀態經年累月下去，身體末端的微血管就會漸漸失去功能。

全身血液循環變差，淋巴液的流動也會跟著受影響。

大家應該都聽過淋巴液、淋巴管。淋巴液和血液不是兩種東西，而是血液的一部分。流入微血管的血液中，有一部分（約為十%）是淋巴液。淋巴液經過淋巴管之後回流到靜脈，再送回心臟。

血液循環差，微血管功能減弱的時候，淋巴管就會無法完整回收水分和老廢物質，這些水分和老廢物質就會漏到血管外，形成水腫或肥胖。

末梢血液循環不好的話，身體的末梢就會變得冷。當血液循環不良，體溫也會跟著下降。

如果肌膚的微血管功能減弱，肌膚的再生系統就無法順利運作，導致乾燥、暗沉等肌膚問題。

血液不只運送氧氣和營養，也會運送白血球。透過把白血球送到身體各個角落，就能保護細胞遠離細菌和病毒的威脅。

血液循環變差，白血球無法抵達的位置變多，免疫力就會下降，人會變得容易感冒，罹患傳染病的風險隨之提高。

## 血液與淋巴液的循環變差所引起的危害

### ・怕冷・體溫低

- 容易疲勞
- 水腫
- 肥胖
- 肌膚問題（乾燥、暗沉等）
- 免疫力降低

而且中高齡之後，會因為血液循環不良，導致生活習慣病或動脈硬化的症狀越來越嚴重。

如果年紀更大一點，失智症和骨質疏鬆的風險也會提升。

## 確保身心狀態的萬全

基礎呼吸等讓副交感神經處於優勢的呼吸法，能改善又淺又急的呼吸造成的身體不適。

我們可以從兩個面向來探討這些功效。

### 超呼吸法帶來的兩大功效

❶ 將富含氧氣的血液送至身體各個角落

❷ 恢復自律神經的平衡

## 第一，將氧氣送到身體各個角落

透過執行基礎呼吸等呼吸法，讓肺部大量吸收氧氣，最後能透過血液循環將氧氣和營養送至包含大腦在內的全身上下。

改善血液循環，在談微血管的部分時提到的各種身體不適都會得到改善。對中高齡的各種慢性疾病，也會帶來正面的影響。

## 第二，自律神經本身的平衡

接下來我想強調的是自律神經本身的功能。

自律神經是為了讓身體維持在最佳狀態而存在、運作的機制。但是在壓力等因素的影響下，運作會逐漸失去平衡。而超呼吸法原本的目的就是為了消除這種不平衡。

只要能透過基礎呼吸等呼吸法來調整交感神經優勢引發的不適，那就表示身體已經回到原本正確的運作模式。

我來舉一個例子吧，我們從免疫功能來看。自律神經和免疫系統緊密相關。

我們體內對抗細菌和病毒的白血球有好幾種，某些種類和交感神經高度相關，某些種類和副交感神經密切連結，每一種的運作機制都不一樣。

交感神經處於優勢的時候，體內的顆粒球比例會上升。所謂的顆粒球是具有殺菌功能的一種白血球。在交感神經處於優勢的白天，因為受傷造成細菌感染的機率較高，所以抗細菌和寄生蟲的顆粒球就會增加，以備不時之需。

另一方面，當副交感神經處於優勢的時候，顆粒球就會減少，而淋巴球的比例上升。淋巴球是對抗病毒的一種白血球。在副交感神經處於優勢的晚上，顆粒球減少，此時若傷口引發細菌感染，會讓病毒入侵體內的風險變高，所以抗病毒的淋巴球就會增加。

**如果自律神經能像這樣平衡地切換，免疫系統就會正確啟動，保護我們的身體不受外邪侵擾。**

不只免疫的問題，為了讓身體保持在最佳狀態，自律神經日夜都在工作。

超呼吸法能夠發揮莫大的力量，幫助調整自律神經的功能，讓身體整天都維持在最佳狀況。

# 第5章

# 只要十秒就能提升呼吸品質！呼吸肌群伸展

# 呼吸紊亂的兩大原因

第5章會介紹不同的伸展方式，讓各位可以更有效果、更有效率地應用本書提到的呼吸法。

原本呼吸又淺又急的人，有些就連做「基礎呼吸」也會覺得喘不過氣。在前面的章節中也有稍微提到過，會有這種情況，主要有兩個原因。

**呼吸紊亂的兩大原因**

1. 姿勢不良
2. 呼吸相關的肌群萎縮、緊繃、衰弱

工作的時候整天面對電腦，一天到晚拿著手機，身體就會遭殃。背會變得越來越圓，就是俗稱的駝背；兩邊肩膀往前突出，如果惡化下去，就會變成所謂的圓肩；脖子習慣性往前傾，也會形成烏龜頸（也就是手機頸）。

我們的脊椎從側面看，原本應該會有一個S狀的弧度，這個結構可以平衡地支撐沉重的頭部。

然而，當你開始駝背（&圓肩、烏龜頸），這個弧度就會漸漸變平，無法平衡地支撐住頭部，從頸椎開始的整條脊椎都會有負擔，最後引起頭痛、肩頸痠痛、背部腫脹、腰痠、腰痛等症狀。

**姿勢之所以會影響呼吸，最關鍵的點就是肩頸往前傾、彎腰駝背會導致容納肺部的胸廓空間變窄。**

姿勢不良導致胸廓變窄，會讓橫膈膜受到上方的壓迫，因此呼吸最重要的橫膈膜活動也會受限。在胸廓變窄的狀態下，如果連橫膈膜的活動度都變差，肺部就無法擴大。呼吸當然就會變得又淺又急。

陷入這種狀態的人，呼吸相關肌群大多都有萎縮、緊繃、衰弱等現象。當你駝背、肌肉變得僵硬又衰弱的時候，活動胸廓的呼吸肌群和呼吸的主要動力橫膈膜也會失去彈性。

順帶一提，衰弱的不只是和呼吸直接相關的呼吸肌而已，協助呼吸肌的「呼吸輔助肌群」也會受到影響。

所謂的肌肉，並不是一塊一塊單獨運作，而是彼此相連，由整個肌群彼此合作。呼吸肌群僵硬的時候，輔助肌群以及與呼吸沒有直接相關的肌肉都會毫無例外地一起變僵硬。

如此一來，呼吸就會變得又淺又急，每次呼吸出入的空氣量也隨之變少。這就表示肺部無法得到充足的新鮮氧氣。也就是說，呼吸品質會大幅下降。

不需要我多說大家都知道，為了提供大腦充足的氧氣和營養、調節自律神經，我們要避免這種情況才行。

那麼為了提升呼吸品質，需要做哪些事呢？

# 提升呼吸品質的三個重點

為了提升呼吸品質，必須改善呼吸不順暢的原因，我們將聚焦在以下三個重點，進行自我肌肉伸展。

**提升呼吸品質的三個重點**

❶ 放鬆緊繃的肌肉
❷ 改善姿勢
❸ 強化衰弱的肌肉

持續使用手機，維持在低頭的姿勢，肌肉會變得僵硬而且力量也會衰弱。已經變僵硬的肌肉如果突然加重負荷訓練，成效一定不好。為了確實強化肌肉，必須先伸展，鬆開僵硬的肌肉，找回原本的柔韌度。

駝背或者脖子往前傾的烏龜頸，表示支撐頸部的肌肉收縮，呈現緊繃狀態。兩邊肩膀往前突出的圓肩，表示連接肩膀的肌肉很緊繃。也就是說，伸展放鬆這些僵硬的肌肉，其實也是在矯正駝背。像這樣伸展放鬆肌肉，改善駝背的成因，之後再來活動肌肉，鍛鍊肌肉才有效果。

鍛鍊肌肉可以讓呼吸肌群確實啟動，讓呼吸變得深長。如此一來就能讓身體吸收更多氧氣（＝氧氣也會送到大腦）。

**呼吸原本又淺又急的人，在伸展過後就能放鬆僵硬的肌肉，改善駝背的情形，鍛鍊呼吸肌群之後，就能讓呼吸變得既深又長。**

# 十秒伸展的優勢

這次介紹的自我伸展，不只推薦給呼吸法的初學者，對呼吸法有一定熟悉程度的中高級練習者也可以嘗試。

如果是對呼吸法已經有一定熟練度的人，做完這些伸展等於是在訓練呼吸肌群，有助於讓呼吸變得更加深長。

本書建議這些伸展都維持「一次十秒」。當然，覺得不夠的人可以延長到一次三十秒。

不過，很遺憾的是，時間拉得越長，持續練習的難度就越高。如果一開始就設定較長的時間，執行起來會很痛苦。

放鬆緊繃的肌肉，讓肌肉恢復柔韌，最重要的就是每天持續練習。**先輕鬆地開始，只要十秒的話，就能每天都持續執行。**

我會介紹九種伸展，都是嚴選十秒就很有效果的方法。如果效果好，執行的動力自然就會提升。屆時，從每次十秒拉長到二十秒也能輕鬆執行。

**做這些伸展的時間點，我建議在早上起床和晚上入浴後。**

早上因為睡覺的時候沒有使用肌肉，所以全身都會很僵硬，呼吸也會跟著紊亂。而且，早上壓力荷爾蒙皮質醇的分泌量較多，在皮質醇的影響下身體會更僵硬，呼吸也會不穩定。

透過早上伸展，放鬆身體的緊繃，同時也能調整呼吸，身體也會比較好活動。養成早上伸展後再開始活動的習慣最好。

夜晚入浴後肌肉變得溫暖、柔軟，所以伸展的效果會比較容易出現。而且，在入浴後、睡覺前伸展，會比較容易入睡，可以間接提升睡眠品質。

尤其是肩頸僵硬、在意自己駝背的人，我非常推薦在這個時間伸展。

另外，在工作休息的時候，找零碎的時間伸展也不錯。受工作影響，身心都會呈現交感神經處於優勢的狀態，肌肉應該會變得僵硬。放鬆緊繃的肌肉，也能放鬆身心。

書中介紹的伸展動作，都是坐在椅子上即可進行。這一點也是考量到讓大家辦公休息時也能執行。

透過伸展放鬆僵硬的肌肉，多少會覺得痠痛，不過整體來說應該是很舒服的。

既然是趁零碎時間伸展，當然不需要按照順序每個都做。可以實際試試看，找幾個做起來很舒服的伸展動作重點執行也可以。

在用電腦工作的間隙、長時間滑手機之後，做一些伸展，放鬆緊繃的肌肉，也能帶來轉換心情的效果。

請務必挑戰看看喔！

## 十秒伸展的優勢・總結

1. 零碎時間就能馬上執行。
2. 隨時隨地都能伸展。
3. 伸展完之後會覺得心情很好。
4. 具有轉換心情的效果。
5. 消除早上起床的身體僵硬。
6. 睡前伸展可以提升睡眠品質。
7. 持續練習，效果會穩定提升。

# 柔軟頸部肌肉的「頸部伸展」

功效

- 改善駝背
- 改善肩頸僵硬
- 改善烏龜頸
- 改善頭痛問題
- 放鬆胸鎖乳突肌、斜角肌的緊繃

**這組伸展動作可以放鬆胸鎖乳突肌與斜角肌，讓肌肉恢復柔韌。**

胸鎖乳突肌與斜角肌不只支撐頭部，還能提起肋骨、打開胸廓，屬於呼吸輔助肌群。

整天面對電腦，身體會呈現往前拱背的姿勢，漸漸就會變成駝背。如此一來，頸部的肌肉群就會在縮短的狀態下固定，支撐頭部的重要肌肉——胸鎖乳突肌與斜角肌就會變得很緊繃。

這些肌群變得僵硬，活動度變差的話，人就會很難深呼吸，導致呼吸功能減弱。

## 步驟1

雙手放在腰上，穩定骨盆。

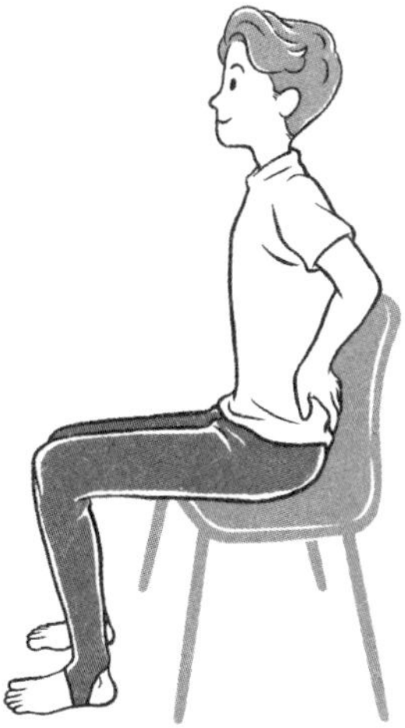

## 步驟2

一邊用鼻子吸氣，一邊從胸腔到頸部大幅度向後彎曲，彎到不能再彎的程度停留十秒鐘。用嘴巴吐氣，然後緩緩把頭帶回原來的位置。

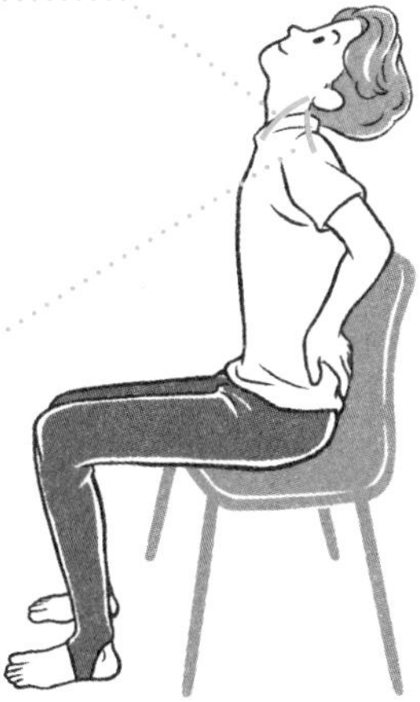

**胸鎖乳突肌**

連接耳朵後方到胸骨的肌肉。吸氣時會收縮，提起胸骨、打開胸廓，協助呼吸。

**斜角肌**

頸部側面的肌肉，連接鎖骨與第一肋骨。收縮時可以提起肋骨，協助呼吸。

# 呼吸的核心！「橫膈膜伸展」

功效

- 改善駝背
- 促進腸道蠕動
- 改善橫膈膜的活動度
- 改善便祕問題

橫膈膜是位於胸腔下方的半圓型肌肉，呼吸時一定會使用。**可以說是最重要的呼吸肌肉。**

每次吸氣的時候，橫膈膜會下降，胸腔擴張讓空氣進入肺部。吐氣的時候，橫膈膜會往上提，胸腔變窄使空氣排出體外。

只要橫膈膜能確實開展，就能做到深呼吸。**伸展可以讓橫膈膜的活動度變好，獲得良好的呼吸品質。**而且，橫膈膜上下活動也可以按摩內臟，促進腸道蠕動，具有消除便祕的功效。

## 步驟 1

深吸氣之後，雙手交扣往胸前推，頭沉到手臂之間。視線看肚臍。把氣吐光保持十秒。

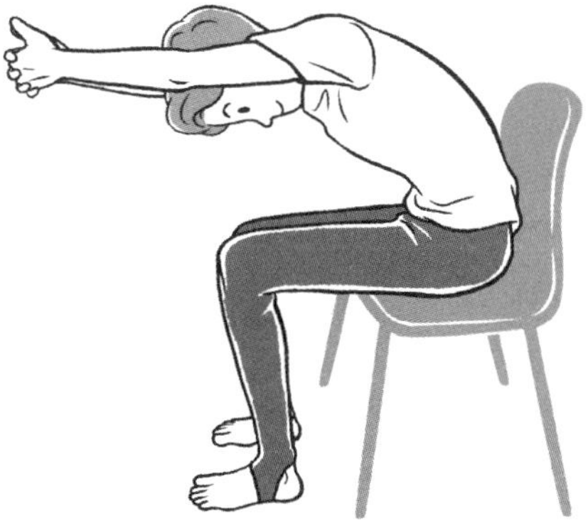

## 步驟 2

一邊用鼻子吸氣一邊把手靠近身體，從胸腔到頸部大幅度向後彎曲，彎到不能再彎的程度停留十秒鐘。用嘴巴吐氣，然後緩緩把頭帶回原來的位置。

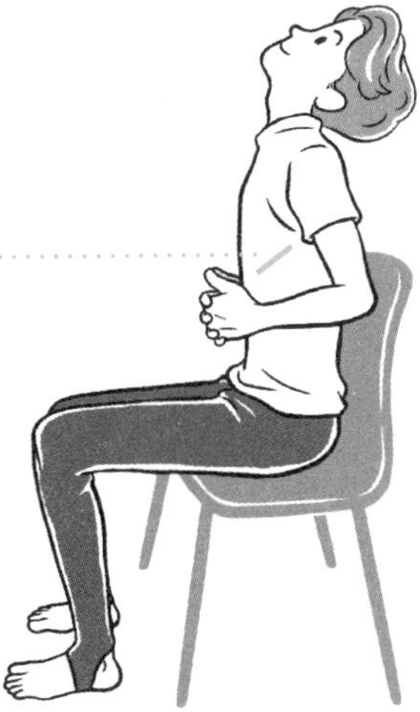

**橫膈膜**

半圓的薄片型肌肉形成的膜，位於肺部與腹部的交界。

# 放鬆因緊張而僵硬的肩膀「斜方肌伸展」

功效

- 放鬆斜方肌的緊繃
- 改善肩頸僵硬
- 改善頭痛問題

**斜方肌會和呼吸連動，屬於呼吸輔助肌群之一。**是從頸部到肩膀的大片肌肉，從背部幫助肺部胸廓的擴展。

呼吸紊亂的人，精神上也會不穩定，變得比較緊張。肩膀自然而然會向上提，斜方肌就會隨之緊繃。

斜方肌是分布在整個肩膀的肌肉，一旦強烈緊繃，就容易肩膀僵硬、頭痛。

**伸展斜方肌、放鬆緊繃的肌肉，也能幫助改善頭痛與肩膀僵硬的問題。**

**步驟1**

把左手背搭在腰上。

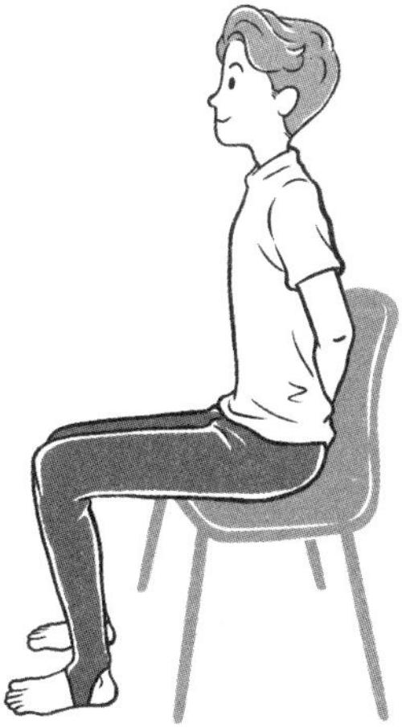

**步驟2**

一邊用鼻子吸氣吐氣，一邊把頭往右斜前方倒。倒下去之後停留十秒。一樣的流程，左右交換。

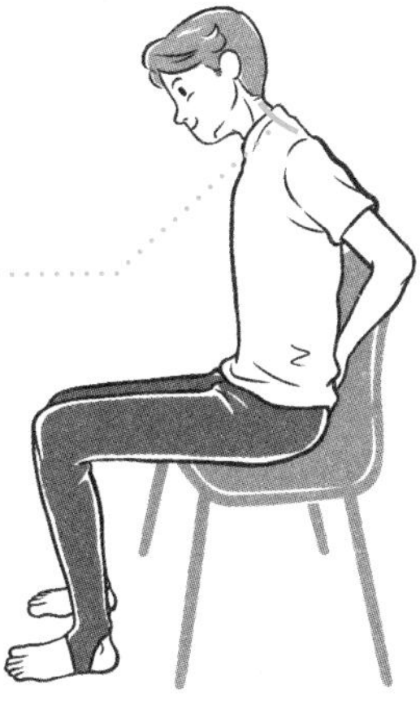

**斜方肌**

分布在脖子到肩膀的呼吸輔助肌。

伸展 4

# 讓脊椎延伸拉長「豎脊肌伸展」

功效

- 改善駝背
- 改善腰痠、腰脹、腰痛問題

**豎脊肌是從背部提起胸廓的呼吸輔助肌。伸展並鍛鍊豎脊肌，能夠有效幫助呼吸。**

**另外，豎脊肌位於脊柱兩側，是維持良好姿勢不可或缺的肌肉。**鍛鍊這塊肌肉，就能改善駝背，恢復正確姿勢。

脊柱分成三大部分，頸部是「頸椎」、胸部是「胸椎」、腰部是「腰椎」。

從側面看脊柱會發現頸椎在前、胸椎在後、腰椎在前，整體是一個和緩的S型曲線。這條曲線支撐沉重的頭部，而且具有分散重力的緩衝機制。

## 步驟1

坐在椅子上，雙手圈住膝蓋後側。

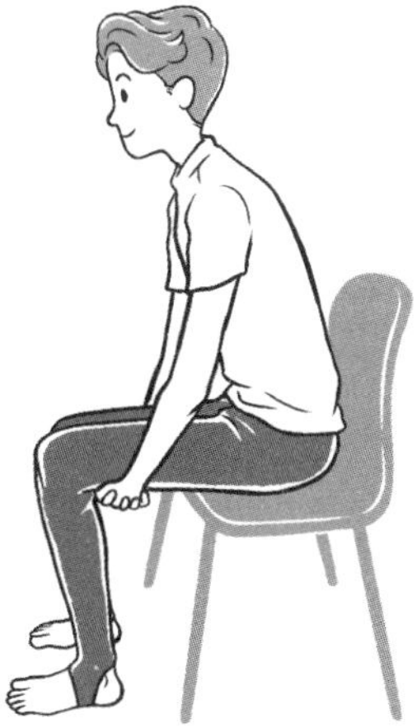

## 步驟2

一邊用鼻子吸氣吐氣，一邊把身體往大腿上靠，然後停留十秒。

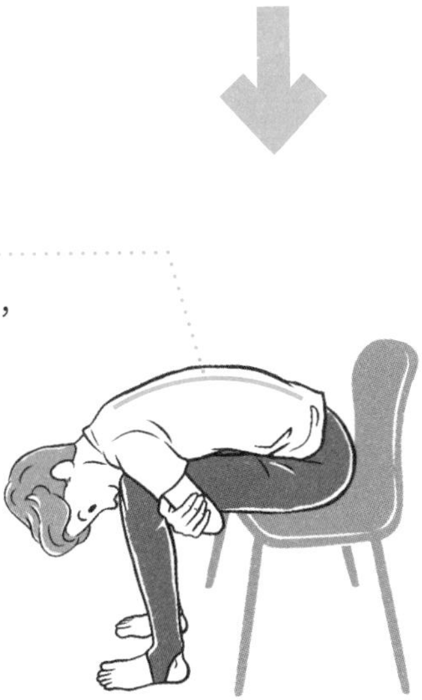

**豎脊肌**

從脊柱延伸到腰骨，縱向細長型的呼吸輔助肌。

# 打開肋骨
# 「肋間肌伸展」

功效

- 改善駝背

肋間肌是填滿肋骨與肋骨間隙的肌肉。**這些肌肉可以移動肋骨伸縮胸腔，幫助我們呼吸。**

因為駝背壓迫胸腔，肋間肌也會變得難以活動。

日常生活幾乎不會用到肋間肌，所以往往會被忽視。主要呼吸肌之一的肋間肌如果變得僵硬，胸廓就會無法擴展，呼吸也會變得非常淺。

**透過伸展肋間肌，讓肋間肌能夠充分活動，就能加深呼吸。**

## 步驟1

雙手交扣在頸部後方，一邊用鼻子吸氣一邊推胸，手肘往上高高抬起。

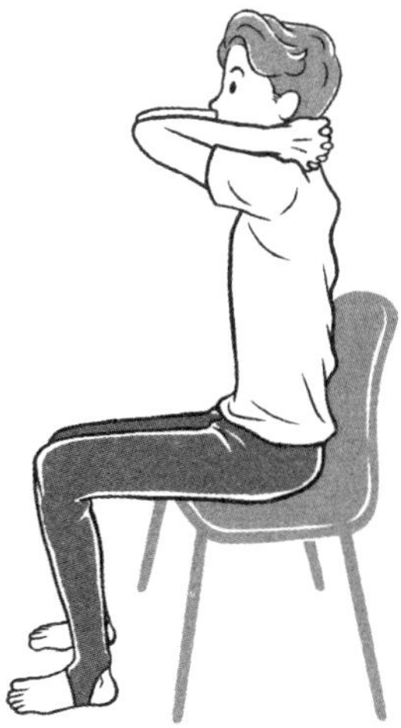

## 步驟2

吐氣的同時讓胸推更多，手肘也抬高到極限，然後維持十秒鐘。

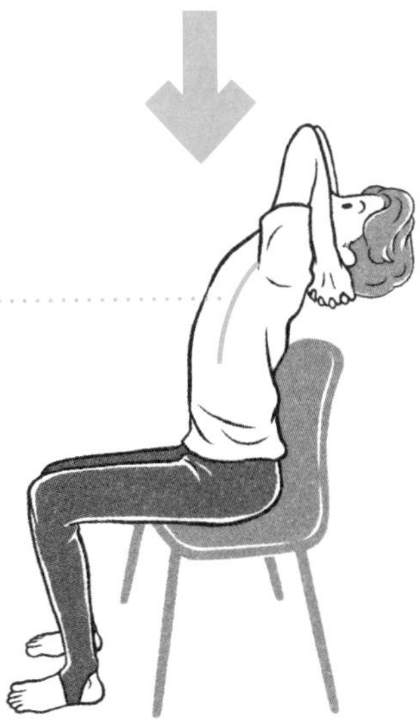

**肋間肌**

分布在肋骨之間的肌肉，運作與呼吸連動。

# 矯正圓肩「小圓肌伸展」

功效

- 改善圓肩
- 改善肩關節的活動度
- 改善肩頸僵硬

圓肩不只會讓「駝背惡化」，還會造成「呼吸變淺」等危害。

**駝背越來越嚴重，就會形成雙肩往前突出的「圓肩」狀態。**此時，位於肩胛骨外側到肱骨的小圓肌就會很緊繃。

小圓肌負責手臂向外旋的功能，伸展小圓肌可以放鬆緊繃，修正向前突出的肩膀。

出現圓肩的情形之後，肩頸僵硬的狀況當然會更嚴重，肩關節的活動度也會變差。因此，**這組伸展可以連帶改善肩頸僵硬以及肩關節的活動度。**

**步驟1**

右手手背貼在後腰中間。

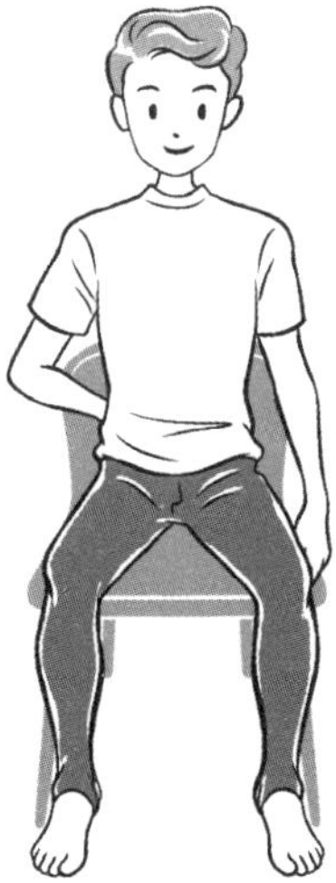

**步驟2**

一邊用鼻子吸氣吐氣，一邊把右手肘放在右膝內側，然後停留十秒。完成之後，左手也做相同的動作。

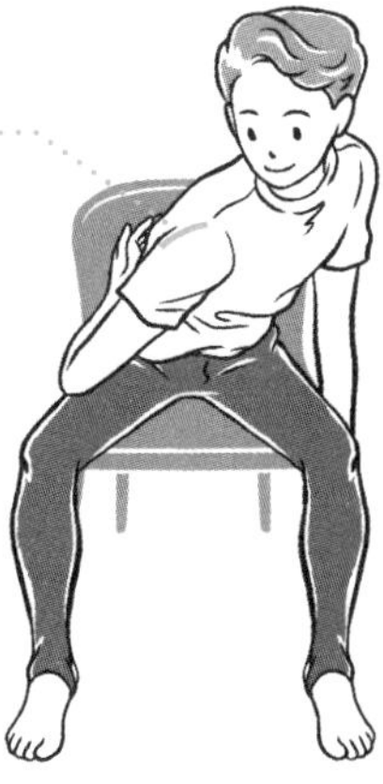

**小圓肌**

位於肩胛骨外側到肱骨的肌肉。

伸展 7

# 放鬆橫膈膜
# 「扭轉體幹」

功效

- 改善小腹凸出

這裡提到的體幹，指的是包圍橫膈膜的腹部肌群。譬如腹斜肌、腹直肌。

**腹斜肌、腹直肌是吐氣時的呼吸輔助肌。**

透過扭轉伸展這些肌肉，可以提升體幹的柔軟度，讓橫膈膜的活動度變好，能夠達成更深層的呼吸。

有小腹凸出問題的人，也可以得到瘦小腹的功效喔！

**步驟 1**

抬頭挺胸坐好，雙手交扣往前推。

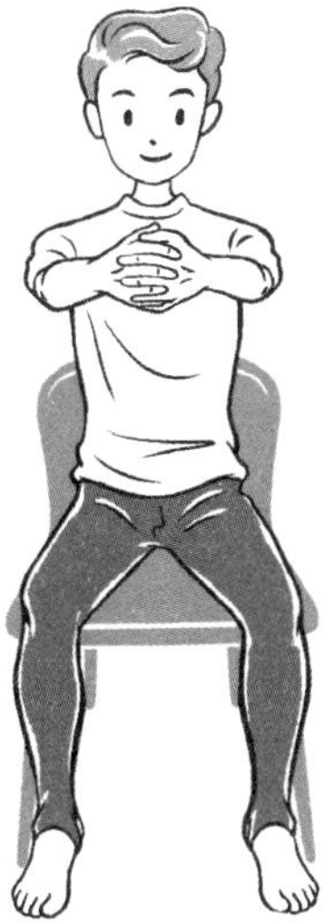

**步驟 2**

一邊用鼻子吸氣吐氣，一邊往左扭轉軀幹。轉到側面的時候停留十秒。右邊也一樣。

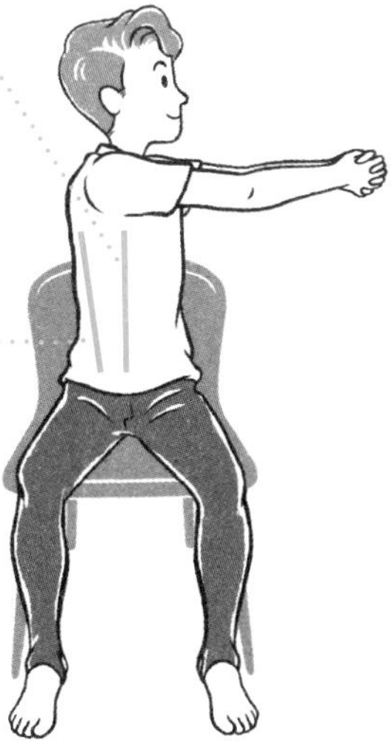

**腹直肌**

肋骨到恥骨之間，位於腹部正面的長型肌肉。

**腹斜肌**

也就是側腹的肌肉。側腹表層是腹外斜肌，內側則是腹內斜肌。

# 擴展胸腔「胸大肌伸展」

功效

- 改善駝背、圓肩
- 改善肩頸僵硬

胸大肌是位於胸部表面的大塊肌肉，屬於呼吸輔助肌。

駝背造成肩膀突出，甚至形成圓肩，表示胸大肌也隨之內縮，呈現緊繃的狀態。

**胸大肌和胸小肌如果能柔軟地收縮，胸廓就會被往前牽引，使得胸廓往水平方向擴展，幫助身體吸入更多空氣。**

我很推薦這組伸展，可以幫助改善駝背和圓肩，甚至肩膀僵硬、肩痛等問題。

tips: 請不要用有輪子的椅子坐這個伸展動作。

**步驟 1**

背對椅子，雙手撐在椅面上，身體下沉到中腰的位置。

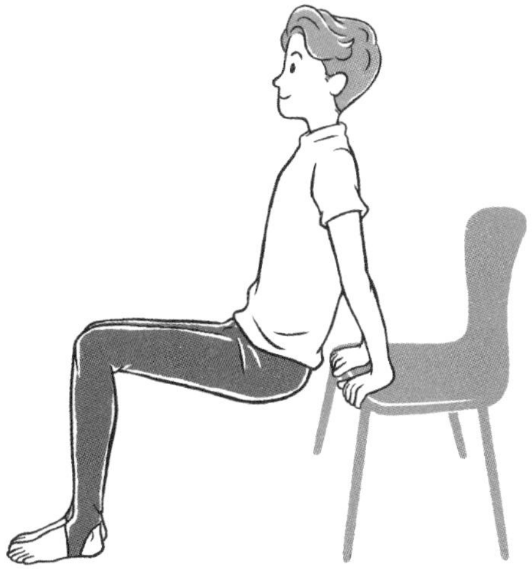

**步驟 2**

一邊用鼻子吸氣吐氣，一邊彎曲手肘，緩緩讓腰部往下沉，當腰沉至手肘彎曲將近九十度的時候，停住維持十秒。

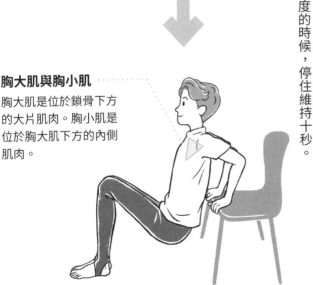

**胸大肌與胸小肌**

胸大肌是位於鎖骨下方的大片肌肉。胸小肌是位於胸大肌下方的內側肌肉。

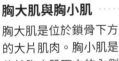

# 改善駝背「背闊肌伸展」

功效

- 改善姿勢（改善駝背）
- 改善腰痠、腰脹、腰痛問題

**背闊肌是下背部最大塊的肌肉，同時也是呼吸輔助肌。**

當你確實呼吸，背部也會跟著擴展。然而，人一旦駝背，背闊肌就會變僵硬，背部無法擴展，只能吸入少許空氣。

**透過伸展找回背闊肌的柔軟度，就能提升呼吸功能，讓人能夠深呼吸。**

放鬆背闊肌的緊繃之後，姿勢會變得正確，也能改善駝背問題。

**步驟 1**

雙手高舉過頭，十指交扣。

**步驟 2**

用鼻子吸氣吐氣，扣著手往左倒。倒至極限的時候停留十秒。右邊也做一樣的步驟。

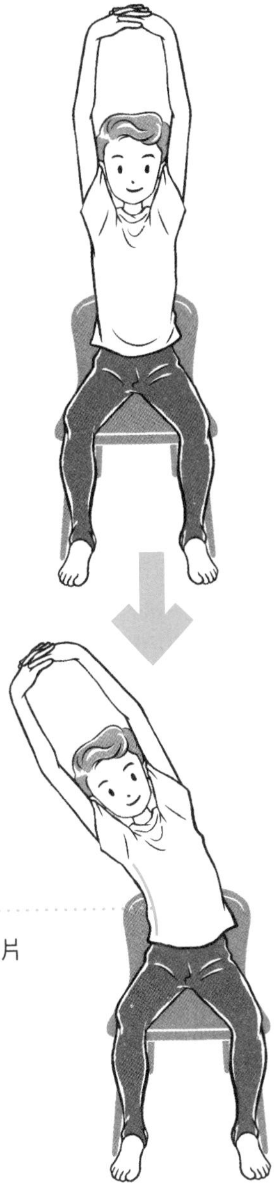

**背闊肌**

位於腋下到腰部的大片肌肉。

# 結語

有很多人來找我諮詢關於「想改變人生」的問題。

- 想要不在意他人眼光
- 不知道自己真正想做的事情是什麼
- 想實現夢想
- 想消除和父母的隔閡
- 想改善憂鬱
- 想找到心愛的伴侶結婚
- 想逃離丈夫家暴

- 無法專注工作，總是犯錯
- 職場上的人際關係不融洽
- 想提升公司的營業額
- 即便拚命培養員工，員工也很快就會辭職
- 想要辭職自行創業，但遲遲沒有勇氣

大家的煩惱和課題都不同。

當然，他們在來找我之前，想治療憂鬱症的人會求助身心醫學或精神科；想提升公司營業額的人，會參加經營相關課程，或是讀書、找專家，藉此實現自己的願望或者改善問題。

不過，光是學習專業知識和技巧，還是會有無法克服的問題，或者是無法看到成果的時候。

也就是說，改變人生這件事，除了上面提到的知識技巧，還有更應該學習的東西。

在本書的開頭就有提到改變人生的方法，而我想透過這本書和大家分享。這個方法曾經幫助我脫離困境。

我從國小到國中時期，都是被霸凌的孩子。

面對嚴峻的現實，不，應該是說不得不面對，我一直在尋找不抹滅本心又能生存下去的方法。

我找到的方法就是同時鍛鍊身心。

**身體與心靈密切相關，無論著重哪一邊，都沒辦法達到平衡。**

改變身體就能改變心靈，我鑽研呼吸法，也在過程中接觸到正念冥想。

實踐呼吸法之後，我在格鬥技上的實力變強，個人健身房也獲得成功，還讓很多人開始加入心靈的訓練。

**我相信這次介紹的呼吸法，就是徹底改變我人生的根源。**

・不知道從什麼時候開始，變得不像以前那樣焦躁了。

「原來如此，只要這樣做就好了」漸漸找到自己應該走的路。

原本以為遙不可及的夢想，一回神發現已經近在咫尺。

咦？我最近每天都過得好充實。

我衷心期盼這樣的日子會降臨。

期盼有很多光會照亮黑暗。

若本書在您實現夢想的過程中，能有一點貢獻，那便是我最大的幸福。

關根朝之

# 審訂者的話

**呼吸胸腔科醫師　白濱龍太郎**

我是治療睡眠障礙的專科醫師，同時也是呼吸胸腔科醫師，看診時遇過很多因為資訊化社會導致身心失調的患者。這些失調的症狀，最容易出現在呼吸上。覺得自己「最近身體狀況不太好」的人，呼吸大多又淺又急。而且，這些人因為交感神經持續在緊繃狀態，所以出現各種不適。

譬如說，有一種疾病叫做睡眠呼吸中止症（睡眠時會停止呼吸的疾病）。罹患這種病症的患者，會因為體內氧氣不足，使得動脈硬化的情形更嚴重，罹患生活習慣病或癌症的風險也會升高。

實際上，即便沒有嚴重到睡眠呼吸中止症的程度，交感神經只要持續過度緊張，呼吸又淺又急，睡眠就會變得很淺，導致白天昏昏欲睡活動力低，工作表現明顯下降。我同時也身兼職業健康管理醫師，深知有越多的商務人士出現這些問題，很有可能會導致社會整體的活力越低落。

我們越來越難放下手機，從電子設備中不斷流入的大量資訊正在侵害大腦。大腦本來適合一項一項處理工作，擅長解決單個課題。擁有這樣健全大腦的你，卻不被現代社會接受。大腦被逼得必須多工處理，導致精疲力盡。呼吸過淺導致氧氣不足，大腦疲勞的情況就會越來越嚴重。

結果，會讓我們無法邏輯性地思考事情，有越來越多人只能東想西想。本書也提到大腦的這種狀態就叫做「思緒漫遊」。有很多人甚至沒有發現自己是因為大腦的思緒漫遊，造成精疲力盡。等到發現的時候，通常身心都已經崩壞了。為了幫助這些患者，我進行過各種治療，也提出很多建議。不過，要徹底了解每個患者的問題，就需要走進患者的內心。

然而，身為醫療從業人員，要深入患者的隱私到哪個地步必須非常謹慎思考，這一點也讓我非常苦惱。無法把醫療對策傳達給需要的人，真的很兩難。我自己深有所感。

此時，我遇到關根朝之先生。

因為緣分認識關根先生，在和他對話的時候，我覺得他真的是很罕見的人物。他用呼吸法這個簡便的工具，輕而易舉地走入醫療現場無法踏足的地方，並且向需要的人伸出援手。

為何上市企業的社長們會仰賴他？答案已經很明顯了。因為在他的健身房，不只能鍛鍊身體，也有機會能調整心靈。

在他身邊學習呼吸法，一定有很多人重新審視自己所處的狀態。譬如說，「啊，原來我已經很累了」、「原來我只會這樣東想西想」。

對自己的狀態有所覺察之後，雖然沒辦法輕輕鬆鬆就馬上改變，但是有方法能補救。因為呼吸法也是一種讓崩壞的身心走向健全的技術。

現在這個寶貴的方法，將不再只侷限於有去健身房的會員，而是透過本書公開給大眾。本書提供許多建議，讓人透過呼吸正確控制自己，保持身心健康，實現提升日常工作表現。

為了實現「讓現代人的身心保持健康」這個困難的目標，我和他會持續努力前進。

身為擁有共同目標的夥伴，我誠摯推薦關根朝之先生以及他的超呼吸法。

Win037

# 成功人士都在做！鍛鍊大腦的超呼吸法

## 用呼吸控制自律神經，改善腦疲勞＋腦缺氧，工作表現全面提升！


作　　者—關根朝之
監　　修—白濱龍太郎
翻　　譯—涂紋凰
主　　編—尹蘊雯
副 主 編—王瓊苹
責任企劃—吳美瑤
美術設計—ＦＥ設計
內頁排版—洪伊珊
副 總 編—邱憶伶
董 事 長—趙政岷
出 版 者—時報文化出版企業股份有限公司
一〇八〇一九臺北市和平西路三段二四〇號三樓
發行專線—（〇二）二三〇六六八四二
讀者服務專線—（〇八〇〇）二三一七〇五．（〇二）二三〇四七一〇三
讀者服務傳真—（〇二）二三〇四六八五八
郵撥—一九三四四七二四　時報文化出版公司
信箱—一〇八九九臺北華江橋郵局第九九信箱
時報悅讀網—http://www.readingtimes.com.tw
電子郵件信箱—newlife@readingtimes.com.tw
法律顧問—理律法律事務所　陳長文律師、李念祖律師
印　　刷—勁達印刷有限公司
初版一刷—二〇二四年五月十日
定　　價—新臺幣三八〇元



時報文化出版公司成立於一九七五年，並於一九九九年股票上櫃公開發行，於二〇〇八年脫離中時集團非屬旺中，以「尊重智慧與創意的文化事業」為信念。

成功人士都在做！鍛鍊大腦的超呼吸法：用呼吸控制自律神經，改善腦疲勞＋腦缺氧！工作表現全面提升！/關根朝之著；涂紋凰譯. -- 初版. -- 臺北市：時報文化出版企業股份有限公司，2024.05
192面；14.8*21公分
ISBN 978-626-396-175-3(平裝)

1.CST: 呼吸法 2.CST: 健腦法

411.12　　113004958

ISBN：978-626-396-175-3
Printed in Taiwan